编 委 会

主　编：赖海标

副主编：孟繁甦　曾建峰　阚丽娜

编　委：黄新凯　唐荣志　陈星谕　叶　茂

　　　　罗齐平　邝继盛　梁晓梅　梁英强

　　　　郭文贤　张梓钰

《遇安斋证治丛录》精解

赖海标　主编

暨南大学出版社
JINAN UNIVERSITY PRESS

中国·广州

图书在版编目（CIP）数据

《遇安斋证治丛录》精解／赖海标主编. —广州：暨南大学出版社，
2022.12

ISBN 978-7-5668-3519-2

Ⅰ.①遇… Ⅱ.①赖… Ⅲ.①中医临床—经验—中国—民国
Ⅳ.① R249.6

中国版本图书馆 CIP 数据核字（2022）第 187019 号

《遇安斋证治丛录》精解
《YU'ANZHAI ZHENGZHI CONGLU》JINGJIE
主编：赖海标

出 版 人：张晋升
责任编辑：郑晓玲
责任校对：刘舜怡　黄晓佳
责任印制：周一丹　郑玉婷

出版发行：暨南大学出版社（511443）
电　　话：总编室（8620）37332601
　　　　　营销部（8620）37332680　37332681　37332682　37332683
传　　真：（8620）37332660（办公室）　37332684（营销部）
网　　址：http://www.jnupress.com
排　　版：广州尚文数码科技有限公司
印　　刷：深圳市新联美术印刷有限公司
开　　本：787 mm × 1092 mm　1 / 16
印　　张：10.25
字　　数：173 千
版　　次：2022 年 12 月第 1 版
印　　次：2022 年 12 月第 1 次
定　　价：79.80 元

前　言

民国初年，广东刘蔚楚与江苏陆晋笙、杨如侯，河北张锡纯同负盛名，被称为"名医四大家"。刘蔚楚常与张锡纯讨论岐黄之术，为声气相孚之挚友。张锡纯还在《医学衷中参西录》中多次提到刘蔚楚，摘录两则如下：

在《论用药以胜病为主不拘分量之多少》一文中提及："刘蔚楚著《遇安斋证治丛录》，其中用大剂治愈险证尤多。如其治极重鼠疫，用白虎汤，生石膏一剂，渐加至斤余。治产后温热，用白虎加人参汤，一剂中用生石膏半斤，连服十余剂始愈。治阳虚汗脱，用术附汤，每剂术用四两，渐加至一斤，天雄用二两，渐加至半斤。如此胆识，俱臻极顶，洵堪为挽回重病者之不二法程也。"

在《风温兼喘促》一文中提及："试观近今新出之医书，治产后温病，有一剂用生石膏半斤者矣，曾见于刘蔚楚君《遇安斋证治丛录》，刘君原广东香山人也。"

《医学衷中参西录》还转引了《遇安斋证治丛录》中的一段医话（应是指1894年省港鼠疫大流行，当时引发了中医与西医的一段纷争）："前约二十年香港鼠疫流行，沿门阖户，死人如麻，香港西医谓中医不识治疫，请港政

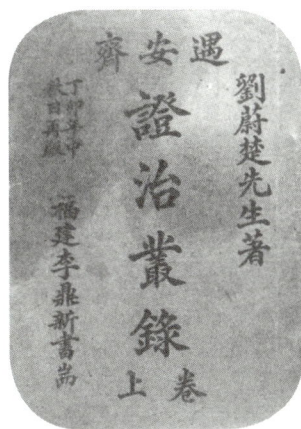

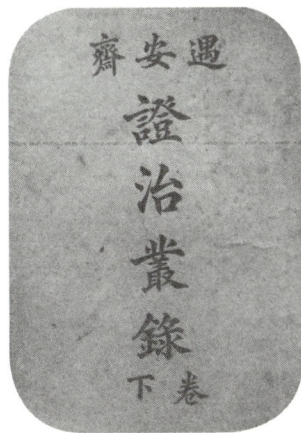

府禁绝中医，各中医求东华院绅联谒港督华民政务司，请选西绅院绅十人为监督，以病疫者发授中、西医各半，表列成绩，不尚空谈。一考，中医治效超过之。西医不服，三考，平均以百分计，西医得三十余分，中医竟超过六十分，中医赖以保存。"由此可见，在治疗 19 世纪末那场鼠疫中的贡献，中医疗效胜过西医。

刘蔚楚，名永枏，广东香山人，生于清同治三年（1864），卒年不详。其年少体弱，十九岁时患有虚损之证，生命垂危。家人延请当时的香港皇家医生为其诊治，诊为"血干不上脑"，断定不治。后岳家为其请来老中医杨来仪，历经数月治疗，终挽回性命。刘蔚楚感叹九死一生，遂弃文从医，拜杨来仪为师。他于四年后开始临证，屡起沉疴，胆识过人，至三十岁时开始名声大噪，晚年根据历年行医经验，写成《遇安斋证治丛录》。何廉臣《全国名医验案类编》、柳学洙《医林锥指》中皆录有其医案。

《遇安斋证治丛录》现存最早版本为 1924 年广州开智书局铅印本，1927 年由上海千顷堂再版，如今民间存书极少。该书总结刘蔚楚独家经验，用大剂治愈险证尤多，病证分析具体翔实。赖海标经方医学工作室为传承和弘扬刘蔚楚学术思想和临证经验，于 2019 年开始着手整理和研究《遇安斋证治丛录》一书，以 1927 年上海千顷堂版本为底本，重点选取"撰述门""方药门""医案门"部分文章。原文采用规范简体字，增加标点符号，并简译为白话文，文末附按语，以便读者阅读和理解。受认知水平所限，本书错漏之处在所难免，敬请读者批评指正。

赖海标

2022 年 3 月

刘蔚楚传略

刘蔚楚，名永梼，广东香山人，生于清同治三年（1864），卒年不详。《复兴中医》杂志1940年第一卷第一期载有其医论文章《子宫癌之治疗》，注明为刘蔚楚遗稿，据此推测，其可能卒于1939—1940年。

刘氏世代书香门第，其始祖原籍江苏，南宋时迁居广东南雄。南宋绍定元年（1228），其先祖中行公授左右江提督，后避元乱定居广东香山。其父慕云公为太平行茶商，往来于闽粤之间。同治甲子仲春，刘蔚楚先生出生于福建福州南台。先生少小回香山读书，后苦攻举业，十九岁时因过劳以致咳血、遗精，已有垂危之候，经当时的香港皇家总医生挨里时、水师总医生佐顿同群佐会诊，以"血干不上脑"断定不治。后其岳家推荐七十一岁老中医杨来仪前来诊治，使其三个月脱危、七个月康复。刘蔚楚先生幸逃九死，遂弃文从医，拜杨来仪为师。杨来仪授以《南雅堂医书十六种》《本草求真》《潜斋医书五种》《赤水玄珠》《临证指南医案》《徐氏医书八种》《喻氏三书》《灵素类纂约注》等书，嘱其读终卷必点评笔录。其攻读四载而临证，偶为人诊治，辄能得心应手，三十岁时名声大噪，力挽沉疴，迎候就诊者几无虚日，常随父亲奔波于闽

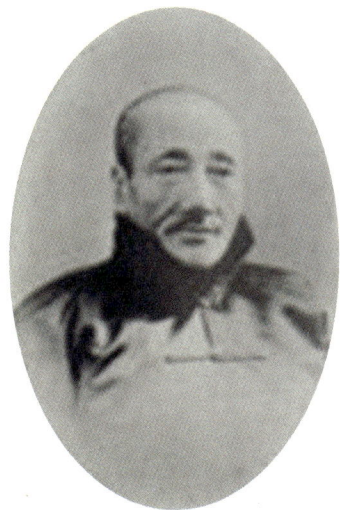

粤之间。孙中山先生在广东发起护法运动时期，该地区时有战乱，刘蔚楚先生点评《本草求真》及其医案之文稿皆因此损毁。其长子刘元梓（字伯材）就职于北京，先生遂前往北京避难。1922年，其子因故前往上海从事律师职业，先生随同前往。到达上海后，在好友周小农的鼓励下，他开始整理医案、医论并发表于报刊，逐渐名扬海内，各医学报刊争先登载其文章。当时，他与江苏陆晋笙、杨如侯，河北张锡纯同负盛名，被称为"名医四大家"。

刘蔚楚先生在20世纪20—30年代是国内中医界极为活跃的医家，他在民国时期重要的中医药杂志《三三医报》上发表医案、医论等文章84篇，是在该杂志上发表文章最多的医家之一。1923—1933年，刘蔚楚先生在《医学杂志》上发表文章26篇，内容涉及学术思想、临床验案、养生、建言献策等。他还是当时上海《大众医学月刊》的主要撰稿人之一。何廉臣《全国名医验案类编》、柳学洙《医林锥指》中皆录有刘蔚楚医案。民国时期的中医泰斗张锡纯曾在《医学衷中参西录》中多次提及刘蔚楚，如《论用药以胜病为主不拘分量之多少》《风温兼喘促》等文章。

刘蔚楚先生著有《遇安斋证治丛录》一书。全书分上下两卷，其中"撰述门"载文27篇，录有刘氏习研古籍之笔记及心得体会，"方药门"有23篇，专门论述方药的用法、效能，"医案门"载录临证医案23则，以内科病案为主，"尺牍门"收有刘氏与他人往来书信11封，"诗歌门"及"同人录"则记有刘氏和其友之诗词39首。书中提倡"保国粹、取西法"，对中西医汇通有一定探讨。该书首版于1924年，1927年曾再版，现国家图书馆有其藏本。

曾建峰　赖海标

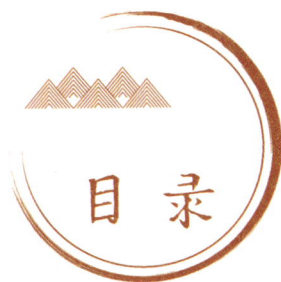

目录

上编

学术见解

医者勿偏一派续论

【原　文】

医道精微，医者留心四诊，必要察其人心情境遇。《内经》《伤寒论》等已言之。喻嘉言则谓须以己之心，化作病者之心；以己之身，化作病者之身。疾苦呻吟，负墙闻见，庶不逞气意而殃子孙。近代学者，走偏锋、争门户，积习已成，何从救正？总之，为人司命者，宜以人命为重。仁智各言其是，结果慎在作因，以此两言尽之耳。夫偏泥古者，戾若虎狼；偏轻清者，弄成肤泛。虽宗尚所偏，到底人自误而非前哲之误人也。学问无论何途，静气平心，踏着实地，由浅入深，细加体认，则得失要自心知。自古道：人谁无过，改过为难。人类谁是万能，上工难遇十全。闻何廉臣君历称任氏十六种，固为可贵，我则兼嗜喻嘉言、徐洄溪论说之文，果能融会各学派，一病有一病对付，尽其力而问心无愧。攻补凉泻，毋走极端。斯圣贤所谓寡过，而犹恐未能也。又如虚劳，真有修养自愈。久药不愈者，若重恙则不得不求药，以尽补助之功。补阴如填海，补阳如为山。余之少年虚损，固非修养可愈，非药力不足以回天。又有一种，实系痰火，硬作劳病，则温药如利刀杀人。喻公略露之，余亦历见之。至阴亏脾虚，其人不善自开解，脉现细数，如游虫之急行，及两足渐软，又作腹泻，末日已至，万难救一，明者自知。若夫富贵家多喜温补，医者昧天良以巧为迎合，此则不止偏之为害，而利之为害者大也。

【简　译】

医学是一门精微学问，治病救人必须四诊合参，同时更应该体察患者的心情境遇。在《黄帝内经》《伤寒论》中已有相关内容阐述。喻嘉言说，作为医生，应该充分体会患者的疾苦。但往往存在这样的现象，一些近代医家学治疗方法常常是走偏锋、争创门户，这样做怎能治病救人？总之，治病救人必须以人的性命为最重。治疗疾病的经验是仁者见仁、智者见智，治病救人应慎重考虑病因。如果拘泥古训，不知变通，后果可能猛若虎狼；如果偏于轻清，则可能造成认识肤浅，失于规矩。虽说治疗应有所偏向，但如果错在医生，则不是先贤们的错误了。学医诊病必须平心静气，脚踏实地，由浅入深，细加体会。临证所得所失，必须做到心中有数。古语说："人谁无过，改过为难。"任何人都不是万能的，即使是高明的医生也不能做到十全十美。何廉臣历称任氏十六种，固然难能可贵，但我更倾向喻嘉言和徐洄溪的观点，治病融会各学派，针对每一病证有对应的治疗方法，尽力治疗，问心无愧。在治疗疾病方面，应采用攻补凉泻的方法，不能走极端。即使是圣贤，犯错也是很难避免的。比如虚劳这种病，确实是有通过自身调整而自愈的。也有用药后久而不愈的情况，如果疾病严重到必须使用药物治疗，应尽可能增加补益的药物，以培补正气。补阴就像是填海，补阳就像是造山。我年少时身体虚损，不能通过自身调整痊愈，非及时使用药物治疗不能好转。还有一种情况，虽然是实证痰火，却表现出一派虚象，临床很容易误诊为虚劳病，若用温药则如同利刀杀人。在喻嘉言的相关著作中有阐述类似现象，我也曾经见过此类患者。患者症见脾阴亏虚，自身无力调整，表现为脉细数，就像游虫急速爬行，渐现两腿因发软而走路无力、腹泻，这些症状都说明患者病情严重，可能难以救治。高明的医生能透过现象看到本质，容易看出疾病的要点。富贵人家多喜欢温补调养，遇到这类患者，有些医生违背良心去迎合，这就不单纯是疾病造成的害处，而是因为利益驱使导致更严重的祸害。

按语　医圣张仲景在《伤寒论·序》中说："勤求古训，博采众方，撰用《素问》九卷、《八十一难》、《阴阳大论》、《胎胪药录》，并平脉辨证，为《伤寒杂病论》，合十六卷。"上文指出，为医者应该"勤求古训，博采众方"，反对因循守旧，不知进取，只知"家技"。《伤寒论》是我国现存最早的理、法、方、药俱全的中医著作，在中医学领域有其特殊地位。《伤寒论》的卓越贡献体现在"三阴三阳"辨证论治体系。张仲景在全面观察分析外感热病发生发展的基础上，综合病邪性质、病邪强弱和正气、脏腑、经络、阴阳、气血宿疾等多种因素，将外感热病发展过程中各个阶段所呈现的特定病理变化概括为六个基本类型——太阳病、少阳病、阳明病、太阴病、少阴病、厥阴病，并以此作为辨证论治的纲领。书中创立的六经辨证、脏腑辨证体系奠定了中医辨证论治的基础。《伤寒论》诸方被尊称为"经方""医方之祖"，其效验为历代医家所赞誉。其疗效卓著，彰显了科学内涵和无限生命力。作为中医基础理论与临床各科之间的桥梁，《伤寒论》奠定了中医辨证论治的基础，被奉为历代医事之准绳。要培养独立、创新的中医临床思维，必须真正掌握并能运用《伤寒论》中的辨证论治思想、理论、方法等，因此学习中医要以伤寒理论为基础。《伤寒论》中的大量条文都是对临床案例的生动记载，只有通过临床才能读懂其真谛，才能让其变成活的知识，才能掌握其精髓和方法。对于民间验方、偏方也应该正确对待。在某些情况下，验方、偏方可能有一定疗效，但不应该过分扩大其疗效，或者屏蔽某些信息导致疗效失真。中医门派是在中医学发展过程中由于学说师承不同所形成的中医派别，是对经典的创新发展，仍需以经典为基础。在学习和实践中医的过程中，基础是根本，创新需以继承基础为前提，这是中医学术持续发展的关键，应避免走偏锋或过分强调门派。学习经典时取其精华、弃其糟粕，将理论、经验体现在临床疗效上才是根本。

（孟繁甦）

辨类病

【原　文】

近因与友人论症，质政于周小农、沈奉江诸先生，蒙公同辨正。谓杨公救我虚损垂危，因便秘，故入在大阳药中，不忌归、芍之滑，次日大便得下，即减白芍，加附子、鹿茸，明著于医案。胃将绝，故以茯苓活动诸补品，不嫌其利水。玉桂①协熟地、五味子，取其引火归原。麝香二三厘，借以通脑，用在治病到七八月后，不嫌其窜。且当日味苟太酸苦甘咸，到喉必吐，非杨公遵喻、陈大法，何以救此虚损垂危？设使滥用别药，次日无大解，三日胃纳不加，药更到喉吐出，其能生信用而施久治耶？若虚劳病之宜阴阳两补，重补者，则开滑渗利、辛动走窜诸药，岂杨公之明，并此不识？

论者固未尝以虚心别类明微，遽执空想而评实事云云，此真诸先生持平之论，我因而有所深感焉。病初误疏散，次误腻补，后误敛涩，阴乘阳剥，命若游丝，泛药庸方，宁堪再试？杨公良工心苦，效断机②先，起死回生，功悬日月。亲友固无人不见，而医案所未载者尚有：治已经年，残躯渐健，仍不时呕吐清水，左腹似挟冷水一瓶，摇动有声，即《内经》谓如囊裹浆，其鸣濯濯也。物稍腻，食即胀闷，非吐不舒。明是脾肾之阳，尚欠蒸运，胃肠蓄水，虽用大阳药，兼服黑锡丹至廿余两，仍未尽除。适余家聘有大拳术师冯俨叔，口授廿四行工，运练再经年乃免。使其初稍偏阴药，微命不立随以倾乎？使其后再请彼医诊治，将谓胃肠发腐，必要剖割，亦未可知。由斯以观，病情万变，活法在人。譬诸主试命题，对题作文，又不悖作文之定例，始能入选。医者之题何在？即在"审查"两字耳。按其现状，推其病理，断症处方，用药对症，便是作文对题。倘药不对症，效从何取？无效，漫讲杨公，即自夸名垂百世之大贤，其孰能信之？正之

---

① 玉桂：又称肉桂。
② 机：原本作"几"。

中有变，法之外有法。杨公所用，尚系正法，早已揭橥题表。自古大经大法，人谁不知？所难者，在目遇神谋，化裁通变。以言治病，即治愈最危最大。医者之责任维活人，无论何如委折烦难，皆分所应勉，义所当为。无所谓奇，不过旁人见此医能医他医所不能医之症，遂奇其所奇，使医者而自好奇，正是一罪。

今回念师恩，续命有汤，行年六十有二矣。遵师教者，三十余年矣。当学医至二十六岁，最初出诊，即去冬所著六案，见杭州《三三医报》第十九期。以后治病，仍必悉心体认，竭其绵①力所能为。对于贫富穷通，毫无畛域，药虽贵品，有则不吝人之取求。此无他，当时仰赖先君，衣食无缺，倘以名售，以利售，不以诚求，将何以对吾师吾父？至诚其求而不得，差亦无憾于吾心。窃束发受书，于古尝闻矣。"穷则变，变则通，通则久"，《易》之理也。"浚②哲文明，温恭允塞"，《书》之典也。"维此文王，小心翼翼。昭事上帝，聿怀③多福"，《诗》之教也。"强恕而行，求仁莫近焉。爱人者人恒爱之，敬人者人恒敬之"，孔孟之学也。……苟未愈病，卢扁奚为？周先生之说也。勿偏一派，我之言，实先生之意也。留心诊察，冈敢执着死书，不问其他，只竭吾才。自怜者辄复怜人，不过自忏饱尝之痛苦，非尽囿于喻公仁厚之言也。然而溯十一年春到沪，先生即长劝著述，奈因学浅、鲜暇、多病，十二年冬，始勉下笔。十三年夏，陈濯江兄力劝印刷，代寄广东通志馆，始成此急就章。初何敢见天下士耶？不意海内诸大君子反过许之，自是善善从长，奖逾其分。

而受先生德爱，与杨公临床曲救之苦心，故生平一切所经，丝毫皆自视歉然。又是恐负父师良友，人谁不爱其所尊、所亲、所友，等于生命视之。吁，言至此，衷心恻然，而亦戛然不能再下一语矣，请先生试代下一转语。

【简 译】

最近和朋友们一起讨论病证，并咨询了周小农和沈奉江等先生，承蒙

---

① 绵：原本作"棉"。
② 浚：原本作"濬"。
③ 怀：原本作"求"。

他们一起来分析指正。说的是关于杨公当年救了处于虚损病危的我，当时因为我便秘，所以他把当归、白芍加入大补阳气的药中，不顾忌它们的滑泄之性。第二天我就能解下大便了，他随即减少白芍，加入附子、鹿茸。这个治疗过程在医案中有明确的记载。因胃气将绝，所以用茯苓来带动那些补益滋腻之品，而不必介意它的渗利之效。肉桂与熟地、五味子同用，取其引火归原之功。麝香两三厘，借此引诸药通达脑髓，此药是在已治疗七八个月后才用的，所以不介意它有走窜之性。还有当时如果药味太过酸苦甘咸，到咽喉肯定会吐，如果不是杨公遵循喻嘉言、陈修园的高明方法，怎能挽救我这种虚损病危的患者呢？假设杨公滥用其他药物，我第二天没有大便，第三天胃纳没有改善，而且药到咽喉就吐出来了，他怎能让患者产生信任并长期进行治疗呢？就像患了虚劳病，适宜阴阳两补，补药较重，则要开滑利渗湿、辛动走窜等药。杨公见识高明，难道会连这都不知道吗？

本来就未曾虚心去分门别类、分清病证，而依凭空想象去评论很多事情，这就是先生们讨论的，我因此有了很深的感触。病初起时误用疏散治法，之后误用腻补治法，后来又误用收敛固涩治法，阴盛阳衰，命若游丝，泛医庸方哪敢再尝试。杨公医术高超且费尽苦心，在疾病变化的细微征兆出现前都已经判断出来，这才能够起死回生，功同日月。上面这些事亲朋好友原本就没有人不知道的，还有一些情况没有记录在医案中：治疗多年，我病残的身躯逐渐健康起来，但仍不时呕吐清水，左腹似挟一瓶冷水，摇动有声，如《黄帝内经》所说的"疾行则鸣濯濯，如囊裹浆"。若食物稍腻，吃完就会觉得胀闷，要吐出来才会舒服。这是因为脾肾阳虚，不能温运蒸化，导致胃肠蓄水，虽然服用大补阳气的药，同时服用温阳坠痰定喘的黑锡丹共二十多两，仍然没有治好。刚好我家里聘请了功夫大师冯俨叔，经他口授二十四行功法，再经过运气修炼若干年，我才把病证完全去除。假如疾病开始的时候就使用偏补阴的药，估计小命随时都可能没有了。假如之后再遇其他医生误诊误治，可能会认为是胃肠腐烂，要行剖割手术，也不是没可能的。由此看来，病情千变万化，关键在于人对治法的灵活运用。对医生的考量在哪？就在"审查"二字而已。按其现状，推其病理，断症处方，对症用药，这才是关键。如果药不对症，哪会有疗效呢？若没有疗效，不要说杨公，再怎么夸他是流芳百世的名医大家，也不会有人相信。正之中有变，法之外有法。杨公所用的就是正确方法，能做到有的放矢。自古以来，医生都知道要遵从经典，难的是化裁变通，这是治疗疾病最重要的一点。医生的责任就是救人，无论怎样曲折繁杂困难，都是本分之事，应当勤勉，义不容辞。没有所谓惊奇的事，只不过是别人看到这个医生能医治别的医生所不能医治的病证，所以惊讶于他的神奇。

现在回想起老师的恩情，我用汤药续命，年已六十二岁。遵循老师教导，也已经有三十多年了。学医到二十六岁时诊治过的六个病例，去年冬天刊登在杭州《三三医报》第十九期。以后治病，仍要悉心体恤患者，竭尽全力。药虽珍贵，求取者不论贫富，都应尽量满足其需求。当时仰赖先父，衣食无缺，若追求名利，出卖自己的信用，不能以诚待人，如何对得起我的老师和父亲？做到了至诚追求，便无怨无悔。我在束发之年学习时，曾听过古文《周易》中有关"穷则变，变则通，通则久"的道理、《尚书》中所说"浚哲文明，温恭允塞"的典范、《诗经》中"维此文王，小心翼翼。昭事上帝，聿怀多福"的教导。儒家思想告诉我们，"强恕而行，求仁莫近焉。爱人者人恒爱之，敬人者人恒敬之"。……如果不能治愈疾病，即使是扁鹊又有什么用呢？不要偏向一派，我说的这些，其实就是先生的意思。我们要留心诊察，不能死读书，也不考虑其他因素，而只是竭尽自己的全力。怜爱自己的人才会怜爱他人，这不过是我回顾自己饱尝的痛苦，并不全是局限于喻公仁厚的言论。追溯到1922年春天我初到上海时，先生就经常劝说我著述，奈何我学识浅薄，很少有空余时间，而且体弱多病，直到1923年冬天才勉强开始下笔。到1924年夏天，陈濯江兄鼓励我出版，要代我寄给广东通志馆印刷，我方才临急完成这本医书。一开始没有信心给大家看，不料得到海内各界人士过高赞誉，这是对我过奖了。

我受惠于先生的仁爱和杨公临床曲救的苦心，所以对人生经历看得很淡，只是怕辜负师长和好友的期待，谁不是对他所尊敬的师长和亲友像对待自己的生命一样？说到这里，我有些忧伤，难以再说下一句话了，请先生试着代写下面的转语。

按语

（1）重医德，有爱心。

刘蔚楚先生认为，"医者之责任维活人，无论何如委折烦难，皆分所应勉，义所当为"，"以后治病，仍必悉心体认，竭其绵力所能为"。即医生的责任就是治病救人，即使一时委屈烦难，也应不辞辛苦，全力以赴。此言与药王孙思邈的"人命至重，有贵千金，一方济之，德逾于此"，可谓殊途同归。他还非常注重医德，不求名利，说："倘以名售，以利售，不以诚求，将何以对吾师吾父？"

（2）重师恩，不忘情。

刘蔚楚先生年少时病患虚损，中西并用，百药不治，竟至垂危，幸得中医师杨来仪医治，救回一命，他认为"杨公良工心苦，效断机先，起死回生，功悬日月"，自此笃信中医，求师于杨公，终成一代名医。

（3）重疗效，不偏信。

刘蔚楚先生告诫为医者"勿偏一派"，不要有门户之见，看病当重疗效，有效即是良方。他认为，诊病时应"留心诊察，罔敢执着死书"，即应认真细致诊察，活学活用，不读死书。辨证用药应"按其现状，推其病理，断症处方，用药对症"，并做到"正之中有变，法之外有法"，守其常，通其变，辨别真假寒热虚实。如此忠告，诚为至理。

（阚丽娜　赖海标）

戒偏者言批按

【原　文】

或问近今医学，日益发达，西医之进步，似较中医为速。而社会心理，或偏信中医，或偏信西医，究竟孰为无弊？余谓：姑不谈医，凡事未有偏而无弊者。但泛论中西学术可乎？我国各种学说，均有数千年之经验，自未可妄加菲薄。西方学术则无不根据科学方法，苟非已得确实可靠之证明，则不敢盲从。与我国之事事含有哲学意味，搀入几分之理想者不同，此正西学之长处。但因此而谓我国数千年之经验可一概抹杀，则亦偏矣。且西人何尝不重经验？近今各种学术之注重试验与实习，正欲以试验而得经验、实习而得经验耳。彼谓我国学说，全不根据科学方法者，其说亦偏。史载神农尝百草，一日而遇七十二毒，此非科学之试验方法乎？周秦诸子，凡近今新奇之学说，已一一露其萌芽。人自不加研究，且溺于名利，致少发明耳。平情论之，近人之学术，无论中西，决无人敢自信已造其极。不会其通，未有能化其偏者也。

按：戒偏者言，固正论也，但中医偏重气化，已成过去时代。今则以有统系的方法整理之，并汇合兼参。举西医偏重物质之专长，悉心研究，一日千里。将奄有其所能，乃时代所赐与也。彼学西医者，犹视中医为喜旧厌新，陈言墨守，必欲举中医扶正以适当其生存，拒害以排除其障碍，立法以回复其本能之抗卫。五千年来，历历具有实效者，悉数而芟艾之。彼自视虽高，适足自形其褊急①而已，度量何太不广乎？至于《内经》首言五行，乃引伸天人感应之机箴，以明生理，属于哲学，并非一瓶一钵，必加入一五行，以捆灌病人。彼以为攻破五行，即攻破《内经》，杀其祖而种族自然消灭，方自扬扬意得。然彼本尝深究中国医学，得失何自而知。撼树虽有蜉蝣，而中医仍然存在也，又毋乃甘为笨伯乎？又如天文科所考九星，以五行名者五，已曾如其愿，飞入星球，身历亲探，而后立此五星之名乎？今尚未能也。研究之法，亦何尝尽如此呆滞也。奈何一学西医，即委屈而欲痛绝中医乎？噫，可哂孰甚。

---

① 急：原本作"棘"。

【简 译】

现代医学日益发达，发展速度似乎比中医更快。普通大众，有人偏信中医，有人偏信西医。然而，无论是中医还是西医，都各有不足。我认为，姑且不谈医学，看待任何事物一旦偏执都是不利的。拿中西学术来说，我国传统文化学说众多，均来源于千百年来的经验总结，自然不可妄自菲薄。而西方科学都是根据科学的论证方法，在获得确切的证据后方才下结论。国人论事总含有一些哲学思想的意味，掺入几分人为的意愿，这一点与西方人不同，这正是西方科学的长处所在。但不能因此而一概否定我国传统文化千百年来的经验总结。况且，西方科学也很重视经验之谈。现代各种科学结论很注重实践，恰恰是想通过实践来获得经验。然而西方人错误地认为我们的学说理论不是根据科学的论证方法得来的。史书记载神农尝百草，一日而遇七十二毒，这难道不是科学的试验方法吗？现代的各种新奇学说，在周秦诸子学说中都能看出几分端倪。今人不去潜心钻研，只追名逐利，很难获得新知。平心而论，现代科学，无论中西，断无人敢妄称已经达到最高境界。未做到知己知彼，融会贯通，就不能消除认识上的偏颇。

按：中医注重无形的气化理论由来已久，现今已经有了一套系统的方法加以整理归纳，并融汇借鉴。西医则善于研究有形的物质理论，发展日新月异。这对中医形成了一种冲击，这是社会发展所导致的。学习西医的人，总觉得中医泥古不化，墨守成规，不能与时俱进，且常常拿中医的一些理论作为话柄。但五千年来，中医疗效确切是不争的事实。西医自认为技高一筹，心胸狭隘，欲全盘否定并废除中医。至于《黄帝内经》开篇讲五行，此为通过引申自然规律与人体相呼应，以阐明人体的生理现象，属于哲学范畴，意义深远。加入五行学说则为取象比类，并不是攻破了五行学说就是攻破了《黄帝内经》。西医盲目排斥并想废除中医，还洋洋得意。一旦深入了解中医后，方才知道其重要性。纵然西医不自量力，贬低中医，然而中医依然屹立于世界。又如天文学家考察九大行星，其中五颗行星以五行来命名，难道是飞入星球亲身探索之后才命名的吗？那恐怕时至今日依然难以完成。研究方法不能这么呆滞，看待事物亦如此，岂能一学西医就要与中医格格不入呢？

中国医学千百年来凭着确切的临床疗效在维护人类健康上发挥着无可替代的作用，然而近200年来，随着西医传入中国，中医受到了很大的冲击。西医理论无论是对人体的认识还是对疾病的治疗，都研究得比较深入细致且直观，易于被人们接受。而中医对人体及疾病的认识更具有哲学的意味，显得更为抽象笼统。当受到西方医学思维的熏陶后，人们便开始对中医产生了质疑，甚至想否定中医。其实，中西医是两套不同的理论体系与思维方法，不能用各自的研究方法来评判彼此的合理性和科学性。西医注重循证，讲究客观证据，从实验中得出结论。中医则从哲学角度出发，认为人是自然界的一部分，依据自然界的普遍规律得出理论经验并用于临床诊疗，有着确切的疗效。

无论是中医还是西医，都不是完美的，各有千秋，又各有所短。然而维护人类生命健康，二者缺一不可。彼此不该有门户之见，而应该互相包容借鉴，取长补短，互相学习，力求选用最为合适的诊疗方法获得满意的疗效。

作为中医，我们不仅要刻苦钻研中医理论知识，还要积极汲取、掌握西医理论知识，使之为中医所用，辨证与辨病相结合，不仅做到对疾病某一阶段本质有正确认识，还要做到对疾病全程转归有准确预判，以期取得更好的疗效。

作为西医，也不是万能的，若能虚心学习中医理论知识并用于临床，走出自己独立的圈子，适时采取中西医结合的治疗方法，将有助于提高临床疗效。

（叶茂）

卫生谈

【原　文】

　　余因吴君文海背虫奇病，思及关均笙翁食桃太多，不去皮，桃毛粘胀，破裂胃肠内膜，因而又有所感想焉。昔罗马塞菩提大帝，由过食而死；英约翰王，亦啖桃过度而死。合观于此，知凡事皆须有节制，而卫生学之不可不讲矣。但如食物，固要知化验物质之成分。明其有某种补益，仍须自验本人本体之是否相宜。即如莱菔生菜，说滋益甚优也，而余每食必长夜作咳，小便不禁。如香蕉，维他① 命最多，最补益，而余稍食多必滞。又例如苹果，英医说能消化增食，日医说木纤维太多，难化。吾谁适从？是本体是否相宜，亦须自验矣。又味之常食莫如盐，中国襟山带海，鱼盐之利，泽溉东南，历史编为专论。现在西学家检验，盐内纯然是虫，非透煮则食将为患，然食盐众而虫患者无多。且检验类于说盐者，日所尝闻。故各物显有损益之分，余必遵必戒，苟非认真有大损害者，余性简率，颇不耐于太过矜持，迥非谓检验之不足凭信也。

【简　译】

　　吴文海先生背部得了寄生虫怪病，让我想起关均笙老人食用大量不去毛的桃子而致胃肠病，又想起罗马大帝塞菩提因食桃过度而死，以及英王约翰因吃桃过多而亡。如此看来，凡事都要讲究个度，所以很有必要谈一谈营养卫生。每种食物含有何种成分，有何营养，我们应当要清楚，并且要知道该食物适合何种人群。例如，都说萝卜菜补益有加，而本人每次食用都会通宵咳嗽，小便频数。又如，香蕉富含维生素，而本人食后却会消化不良，内生肠胃积滞。再如，英国医生认为苹果可以健胃消食，而日本医生则认为苹果含纤维素过多，难以消化。究竟该信谁呢？其实还是因人

---

① 他：原本作"太"。

而异。究竟是助消化还是难消化，只有亲自食用后才知道。就拿我们常吃的食盐来说，曾有专论记载，在我国东南地势要塞开放商业，发展渔业盐业，推动了当地经济发展，经现代医学检验得知，盐中含有很多微生物，生吃会致病，然而实际上因此而致病的却很少见。因此，万物都有好坏各一端，我们应当辩证对待。如果不是确实有很大危害，以本人直率的性格，是不会拘泥于检验结果的，当然这并不是说现代医学检验不足以相信。

按语

从关均笙老人食用大量带毛的桃子而致胃肠病，到罗马大帝塞菩提、英王约翰吃桃过多而亡可以看出，日常饮食要有节制。即便是普普通通的日常食物，即便是有益人体健康的食物，如无节制地过度食用，往往也可能对人体产生危害，甚至威胁生命。拿水来说，它是一种非常安全又普通的日常生活必需品，过度饮用却可能导致"水中毒"，进而威胁生命健康。

每一种寻常食物并非适合每个人，即便是客观存在有益人体的营养成分，对彼有益，对此或有害，因人而异，不可一概而论。究竟是否适合个人，要从实际出发，而不能单纯地依靠现代医学对食物成分的检验来判断。例如，香蕉含有丰富的维生素，有益健康，但有人食用后却消化不良，就不适合此类人群食用。又如，食盐源于大海，在显微镜下能发现许多微生物，但实际生活中生吃食盐并未出现致病现象。

生活经验固然重要，但处在现代科学发达的时代，不能总是局限于生活实践经验，对一些食物的成分检验也很重要。有些食物往往食用后并不会引起异常表现，但实际上已经对人体产生危害，此类食物亦不该食用。

由此我们应该认识到，虽然忌口为传统中医所重视，但不能一概而论，应当根据不同个体，结合实际情况而定。同时，也可以更深刻体会到辨证论治的重要性。俗言：大黄救人无功，人参杀人无过。某种药物客观存在攻下或补益的作用，但并非总是适用。例如，人参大补元气，对虚弱之人大有裨益，对虚脱之人可起死回生，但也有因使用不当致人死亡的实例。相反，大黄本为攻下伤正之药，若使用得当，亦可力起沉疴挽回生命。同时，我们亦当参考现代技术对中药成分的研究。例如，泽泻性味并无毒性，但现代研究表明，泽泻含有伤肾的成分，若大量或长期使用，或可产生危害，应当注意。又如，枳实的功效并无升提举陷作用，但现代研究证实，使用大量枳实可治疗脏器下垂，如胃下垂、子宫脱垂等，验之临床的确如此。

（叶茂）

读书宜善用议

【原　文】

　　张仲景《伤寒论》为万古立法用方之祖，诸家注释。时贤谓许叔微、成无己为最精，至柯韵伯为观止。近读报，有某尊崇师说，力推柯氏《伤寒论翼》，能破传经，又自言引诸家批评，纠正其小疵。夫开后人遵纲认症、依症用方之法门，自柯氏始，而今又能加以辅翼之功，果若此，可以言书矣。若吾粤有所谓五大寇者，满口经文，下笔则一派都是麻桂辛姜、吴萸附子等药，对症自覆杯立愈，不对则去生便远。如余一次女（嫁郑姓）、一外甥女（嫁张姓）、一姐丈澳门何梅史，皆伤其生。此数病皆电追余由福建东回，或中途而已闻告殂，或临危而束手无策。只有二儿元镃，原是冬温，屡误升燥，人已昏厥，侥幸救其一命。言之犹为慄然。此亦书中之医，而非病中之医已。医家所谓经方，经者正也，常也，圣道亘万古而长存。使谓经方不可用，然则五谷亦不可食，布帛亦不可衣乎？虽下愚无此思想。况《伤寒论》三百九十七法、一百一十三方，明列六经症治，如日中天，谓杂病已包涵其内，有何不可？惟概以《伤寒论》括杂病，尚似纲焉而少目，语焉而未详，前圣开宗，未始不赖后贤之演绎，中外学术一蹴而几，一言而备者，未之或有，犹之食粟非但播芸之力，被服岂惟植饲之功。作圣述明，"莫为之前，虽美不彰，莫为之后，虽盛弗继也"。其师章太炎先生，学识文章，飙驰海宇，以其余事，旁及于医。加以中外沟通，理深法核，自能善用经方。惟学术授自良师，自不至倛规错矩。而当机①待断，徒法难行，看病临床，师傅未必能监临于左右。孟子曰："能与人规矩，不能使人巧。"徐洄溪因有"医非人人可为"论，殆有深慨焉。至于大医书如《千金》《外台》，谓其论症太简；名高如高士宗、张隐庵，谓其用法太过迂远。另一登报者言之，杨公救我教我，于陈修园得有大益，但其谓丹参、郁金等太破血，不知对症善用，灵活非常。又谓药性只宜知

---

① 机：原本作"几"。

其利，不必知其弊，知则妄弃者多，及不屑细论温热等病，似已括尽于《伤寒》《内经》之内，余亦不敢赞同。使如登报者言，余一孔之儒，尚难径说。不过鉴于误医致祸，惨烈伤怀，始思及读书宜于善用。见我议此者，想亦叹陈义虽高，而用药仍宜慎密也欤。

【简 译】

张仲景的《伤寒论》是开创万古立法用方的鼻祖，历来被医家重视，多方注释。当代人认为许叔微和成无己最为精湛，到柯韵伯更是叹为观止。近来有医家推崇柯氏《伤寒论翼》，认为该书既能突破传统的经典，又引用各家评说纠正了一些纰漏，为后人打开了遵纲认症、依症用方之门。但广东有些所谓医家，满口经文，下笔全是麻桂辛姜、吴萸附子等辛燥药物，如果对症则效果尚可，不对症则适得其反。例如，我二女儿（嫁给姓郑的人）、一个外甥女（嫁给姓张的人）、一个姐丈澳门何梅史，他们的健康都受到了伤害。这几例患者都打电话让我从福建回广东，有的在我回来途中就听说不幸去世，有的生命垂危而我束手无策。只有二儿子元铼，本来是冬温，屡次误诊，治以温燥，人已经昏厥，我侥幸救了他一命。想起这件事还是让我后怕。这是只会看书、不会看病的医生。医者所说的经方，经典的东西都是经过实践检验的，圣人之道亘古长存。假如说经方不可用，就好比说粮食不能吃、布帛不能穿，再愚蠢的人也不会这样想。何况《伤寒论》三百九十七法、一百一十三方，明确列出了六经症治，如日中天，说它已将各种杂病包含其中，又有什么不可以的呢？用《伤寒论》来概括所有的杂病，虽然只是纲领而不详尽，但是就像圣人开宗立说，无不都是依赖后人的演绎，中外学术也都不是一蹴而就的，就像吃饭不只是播种耕耘之力，服饰不仅是种植饲养之功。就像圣人讲述的那样，"莫为之前，虽美不彰，莫为之后，虽盛弗继也"。老师章太炎先生，他的学识、文章，天下闻名，对医学也有所涉猎。他学贯中西，理深法核，从而能善用经方。只有学问由良师教授，自己才不至于违背规矩。而当机待断时，光有方法也是难以实施的，临床看病，老师不一定能在身旁监督。孟子说："能教人方法，却不能教人灵活运用。"徐洄溪因此有"医非人人可为"的观点，大概是有深刻的体会了。至于大医书如《千金要方》《外台秘要》，其论症太过简单，名医如高士宗、张隐庵，对其用法也不能很好掌握。另有登报者说：杨公救我教我，对于陈修园的学说学到很多，但丹参、郁金等药太过破血，不懂对症用药，灵活应用。其又说：对于药性，应该只知道其好处，不必知道其弊端，知道了弊端在用药时就会轻易弃置。其还不屑于细细品论温热等疾病，似乎全部概括到《伤寒论》《黄帝内经》之中。这观点我也不敢赞同。鉴于误诊误治导致的灾祸惨烈，使人忧伤，我开始思考读书重在临床应用。就算医术高超如陈修园，处方用药时仍然应该细心谨慎。

按语 中医是中华民族的瑰宝，是打开中华文明宝库的钥匙，是几千年来中华人民在生产活动和临床实践中总结出来的一门经验学科。它来源于实践，反过来又指导实践。医圣张仲景在《伤寒论·序》中说："勤求古训，博采众方。"此句意为医者既要博览群书，取各家之所长，也要注重将理论与实践结合，用理论指导实践，用实践升华理论。读书宜善用，正如陆游所写的《冬夜读书示子聿》一诗："古人学问无遗力，少壮工夫老始成。纸上得来终觉浅，绝知此事要躬行。"

（阚丽娜）

录灌水疗病法

【原　文】

创办上海广肇公所，大善董吴公南皋之媳，镜芙世兄之母夫人，与内人兰姐妹也。余入京，闻其手足瘫痪，病久痛甚重甚。内人往候，则是早已入英国旧协和医院矣。是晚吴宅电话来，邀内人往。以为有变，乃吴夫人回宅，已能欢笑承迎，精神清爽。问其故，言到院，大西医诊毕，使数看护妇，挟持去衣，浸温水缸中，再加药水，淋头猛灌，撑持不脱，叫骂不理。约半时许，周身用海绵摩擦，汗出溱溱，始扶出。逾二三时，复如法浴灌摩擦一次。痛止神清，虽未能行动如常，已能举手强立，故出院缓治。大西医谓毛窍闭塞，血脉不通，通则病减等语，此乃以灌水通其气之奇效。夫人体肥，喜食水果，气通即血通，而热外达。

又即李士材治某藩王，盛暑重裘，畏寒振憟。李谓热闭，本应用古法灌水，不肯灌，遂重用生石膏二三斤代之，立愈。檀香山养身疗病院，初仿中国灌水法治病。

《内经》云：“寒者热之，热者寒之；微者逆之，甚者从之；坚者削之，客者除之；结者散之，留者攻之；燥者濡之，急者缓之；散者收之，损者益之；逸者行之，惊者平之；上之下之，摩之浴之，薄之劫之，开之发之，适事为故。”此中法治病之大纲，而摩浴已揭明其内。又云：“气寒气凉，治以寒凉，行水渍之。”旧协和非亦大英国之讲求科学者乎？既师吾法，即尊吾经，不得谓中与西尽是截然两途也。

【简　译】

患者是创办上海广肇公所的慈善家吴南皋的儿媳妇、吴镜芙的母亲，也是我家夫人的结义姐妹。当时我在北京行医，听闻吴夫人手足瘫痪，疼痛异常。我家夫人前往探望，才知道吴夫人早已到北京协和医院住院治疗。

当晚吴宅致电来请我家夫人，原担心是否病情有变，到了吴宅后一看，吴夫人已经返回家中，且能欢笑迎客，神清气爽。询问吴夫人为什么这么快好转，回答说西医诊毕，派几个护士架着她脱掉外衣，将她浸泡在温水中，并将药水从她的头上往下浇灌，未理会其挣扎和叫骂。大约半个小时后，护士用海绵摩擦她全身，使其微微出汗才将其扶出。过了两三个小时，再按上述方法治疗一次。治疗后，吴夫人的症状明显改善，疼痛消失，神清气爽，虽未能正常行走，但已能举手站立，所以出院慢慢调养。西医认为此种情况是毛窍闭塞，血脉不通造成的。若气血通畅，则病情缓解。这种熏洗疗法通过使气血通畅达到治疗目的。吴夫人本来就身体肥胖，平时又爱吃水果，导致寒凝气血瘀阻。通过熏洗疗法，气血通畅，郁热外达，诸症痊愈。

明朝名医李士材也有一个类似病案。他曾治疗某个藩王，此患者非常怕冷，即使在酷暑季节穿着厚衣服仍是畏寒战栗。李士材认为此证属"热闭"，应该用"灌水法"治疗，但藩王不同意。李士材于是改用以生石膏为主的药方，前后用量达二三斤之多，使其痊愈。听说美国檀香山的疗养院也会模仿中国古代"灌水法"治疗疾病。

《黄帝内经》云："寒者热之，热者寒之；微者逆之，甚者从之；坚者削之，客者除之；结者散之，留者攻之；燥者濡之，急者缓之；散者收之，损者益之；逸者行之，惊者平之。上之下之，摩之浴之，薄之劫之，开之发之，适事为故。"这是治疗疾病的大法。采用药物熏洗加按摩疗法治疗经脉不通造成的痛症，是符合《黄帝内经》治疗法则的。《黄帝内经》还说："气寒气凉，治以寒凉，行水渍之。"由此可见，协和医院的西医治疗方法也符合《黄帝内经》的治疗原则，中医和西医可谓殊途同归。

按语　熏洗疗法，是将药物煎汤在皮肤或患处进行熏蒸、淋洗的治疗方法。此疗法是借助药力和热力，通过皮肤、黏膜作用于肌体，促使腠理疏通、脉络调和、气血流畅，从而达到预防和治疗疾病的目的。这是临床常用且行之有效的外治方法。中医和西医虽然是两种完全不同的理论，但也有相通之处：都认为疾病是失衡的结果，治疗应该纠偏，使人体重归平衡。正如低钾血症要补钾，高钾血症要降低血钾，使血钾水平重归正常。

中医认为，"补不足，损有余"，即正气虚则需要补益，邪气盛则需要祛邪，最终使失衡的机体状态重归平衡，即"以平为期"。这例患者的治疗经验体现了：尽管采用的方法不同，但中西医治疗效果是殊途同归的。

（孟繁甦）

葛根兰草解

【原　文】

昨阅《绍兴报》第七期，解葛根、兰草甚的。《伤寒论》葛根汤，治阳明表症，脉症具详。又麻疹用钱氏柴葛解肌汤，或湿温水泻，配清舒药，即从《伤寒论》治协热下利法得来。或清阳下陷，伏邪沉困，配扶中行气药，即从李东垣升阳益胃诸法得来，用无不当。但时师不论外感何病，先一派羌、独、荆、防、葛根。不应，即清滋。再不应，非温补即鳖甲、龟板①，介以潜阳。弄成脾败而致殆者，所见太多。纵间或可救，已费无限工夫。尤惨者，余家教授西席冯舫琴君，读经知医，其书僮暑天感病，自用葛根为主，又用生葛汁，遂壮热昏晕。迫诊之，脉如屋漏水流，体若燔炭，亢涸无阴。因婉告冯君曰：病非伤寒，是暑温。病至此，宜送之回家。至中途而已告变。壬戌春，余将离京，严又陵先生之介弟，其误死与此僮同。数见不鲜，惊弓之鸟，因此太过审慎，亦自笑先入为主矣。凡药不论柴胡、葛根及何种，误用未免有弊，要在先议症，后用药，界线分明，庶几希望寡过而已。《内经》治之以兰，除陈气也。入药实以建兰为正。不可得，即广东盘植仁化白兰亦合用。通气清燥，芳香逐秽。其叶入口味淡，其花香满一室，远而益清，上品其价极贵。若泽兰性温行血，各有用处，截然不同。据周小农先生言，用佩兰治脾瘅之湿浊口甜，甚效，是亦芳香化浊，可实验云。现方写建兰，药店亦交佩兰，即系孩儿菊，气辛似艾，亦能祛暑湿，逐浊秽，另有用处也。

【简　译】

昨天阅读《绍兴报》第七期，解释葛根、兰草很是中肯。《伤寒论》中的葛根汤，主要治疗阳明表证，脉症描述都很详细。治疗麻疹使用钱氏柴

---

① 板：原本作"版"。

葛解肌汤，有的合并湿温水泄，配合清舒药一起使用，就是从《伤寒论》中延伸而来治疗协热下利的法则。有的清阳下陷，伏邪沉困，配以扶中行气药，就是从李东垣的升阳益胃诸法而来，使用起来很有效。但现在的医生无论什么外感病，多先用羌、独、荆、防、葛根，若无效，便用清消滋补法，再无效，不是用温补就是用鳖甲、龟板之类药，一派潜阳之法，最后弄成脾败而致病情危重的，实在是见得太多。即便有部分人可以挽救回来，也浪费了大量工夫。最可怜的，有一个例子：我家老师冯舫琴先生，平时喜欢读书，也懂医术。他的书僮在暑热天得了病，自用葛根治疗，而且用的是生葛根汁，后来出现高热昏迷。冯先生急切找我诊治。诊其脉如屋漏水流，身体如火炭一样灼热，阴气已绝。我婉转地告知冯先生，这个病不是伤寒，而是暑温。病重至此，没有多少生还希望，建议送回家。果然书僮在回家的途中就已不治。壬戌年春天，我准备离开北京时，听说严又陵先生的弟弟被误治致死，原因与这个书僮一样。此类案例，屡见不鲜，我成了惊弓之鸟，往往过度审慎，凡事先入为主了。所有药物，无论是柴胡、葛根，或其他药物，误用了难免出现不良反应，所以治病要先辨证，后用药，做到界线分明，只有这样才能少犯错误。《黄帝内经》用兰草治病，主要是除去体内陈腐之气。入药最好用建兰，如果找不到，广东种植的仁化白兰也适合使用，可以起到通气清燥、芳香逐秽的作用。其叶入口味淡，其花香满一室，远而益清，如果是上品，价格极贵。泽兰则性温行血，与兰草各有用处，应用起来截然不同。根据周小农先生的经验，使用佩兰治疗脾瘅之湿浊口甜，效果很好，也是用其芳香化浊的功效，大部分人用了都有效。可是现在处方写建兰，药店则交付佩兰，也就是孩儿菊，气辛似艾，虽然也有祛暑湿、逐浊秽的作用，但是用法是不一样的。

按语

刘蔚楚先生说："凡药不论柴胡、葛根及何种，误用未免有弊，要在先议症，后用药。"此言说得极是。葛根虽是药食同源之物，但如果药不对症，亦有可能造成反作用。先辨证，后用药，"有是证，用是药"，药证相合，才有可能治好病。

临床上把佩兰称为大泽兰，把泽兰称为小泽兰。泽兰和佩兰（又称兰草）虽然形态、性状相似，但两者来源、产地、性味归经、功效等方面均有所不同，应当注意区分。

【来源】泽兰来源于唇形科植物毛叶地瓜苗和地瓜苗的干燥全草。佩兰则为菊科植物佩兰的干燥地上部分。

【产地】泽兰在我国各地均有分布。佩兰则主产于江苏、浙江、河北、山东等地。

【性味归经】泽兰苦、辛，微温；归肝、脾经。佩兰辛，平；归脾、胃经。

【功效】泽兰属活血祛瘀药，入血分，具有活血祛瘀、行水消肿的功用，可用治血滞经闭、经行腹痛、月经不调、腹中包块、产后瘀滞腹痛，跌打伤痛、胸胁疼痛，产后小便不利，身面浮肿等症状。佩兰属芳香化湿药，入气分，具有芳香化湿、醒脾开胃、发表解暑的作用。可用治湿阻中焦之脾经湿热，口中甜腻、多涎、口气腐臭，以及外感暑湿或湿温初起等症状。

（黄新凯　赖海标）

沈仲圭《读〈妊娠劳损辨〉感言》批按

【原　文】

何君志仁著《妊娠劳损辨》，大旨谓二病最易误认，设非富于学验之老医，鲜不致认驴为马。诚哉斯言。然蒙谓辨孕非难，所难者世人狃于男女嫌疑之俗，吾人无由尽诊断之能事耳。盖妇人一结珠胎，阴户即生变化，可查而知（如第一月，阴户浸湿，少腹温暖，子宫大如鸠卵；第二月，乳房增大，色呈茶褐，子宫大如中等之橙；第三月，阴户呈深褐色，子宫大如婴儿之头，乳房更大，乳首作暗色）。初无待于大腹膨脬，而始知为娠也。今舍此特征而不察，惟据目不能见，手莫能触，惝恍迷离之脉，以为诊断，宜乎妊娠与劳损，不能确指也。夫生殖器为肉体之一部，妊娠乃生理之状态，既非不可示人之物，亦非可耻之事。故泰西士女，有患生殖器病，而受治于医生者，莫不袒裼裸裎，羌无羞态。盖以区区之局部，与可畏之病魔相较，孰重孰轻，不待智者而判矣。须设女医专校，俾生殖器病一科，咸隶女医疗治，更有利无弊也。

黄宫绣所纂《四言脉诀》，余尝修订。按：《脉诀》云：妇人有子，阴搏阳别。少阴动甚，其胎已结。和滑而代，胎当三月。滑疾不散，五月可必。阳疾为男，阴疾为女。女腹如箕，男腹如斧。余历见妇人停经，身虽弱而尺脉绵绵不绝者孕，见之两寸者亦孕，人病而脉平者亦然。尝有怀孕过一二年始产者，脉平而虚是，三部沉浮正等，按之如连珠不断者亦是，不可概以洪滑二字拘之。徐洄溪谓妊娠过年不产，由挟寒宿血在胞，而有胎则冷血相搏，令胎不长，产不以时。若其胎在胞，日月虽多，其胎翳小。转动劳羸，是挟于病，必过时乃产。沪商唐世伯之如夫人，无月事者三年。群医指为经闭，攻破备投，状如劳病。及马征君培之，由京师回，独断为孕，且断为男。用药养胎，不过四物加减，平平无奇。服至六阅月，竟产一男子，惟比常儿细小，亦因人弱而脉平。且谓其体气本强，故攻之则不长，而亦不堕云。余胞侄女适缪姓，闻在粤停经年余，历地更医。群谓经闭，攻破备至，麝香亦服过两枚，攻至堕下，始知是胎，而生命亦因之立殒矣。辛酉秋，京师大学堂教员，湖南赵君之妻，年二十四，向患腹胀，治胀时消，忽停经两月，诸医孕病未辨。诸教员咸嘱赵君，就余诊断。余断为孕，以脉沉弱，而两寸久按绵绵不绝故，又嘱赵君，验得其乳头渐黑渐大也。使医者早如沈君之言，嘱其自验之，又何至病孕莫辨耶？则此感言，胡可不录？

【简　译】

何志仁先生著《妊娠劳损辨》，该书称妇女妊娠与劳损二者最易误诊，若非学验俱丰的老医，鲜能明断。然而，识别是否妊娠并不难，难的是世人拘泥于男女大防，导致我们医生（中医）诊断方法不能完全施展。当妇人受孕后，外阴即发生变化，易于查验（例如，怀孕第一月，外阴潮润，小腹温暖，子宫大约有鸟蛋大小；第二月，乳房开始增大，乳晕颜色加深，子宫已有橙子大小；第三月，外阴出现色素沉着加深，子宫有婴儿头大小，乳房进一步增大，乳头颜色加深）。凭此便可判断已孕，而不必等到腹形增大。现今舍弃这一特征而不去体查，仅仅依靠看不见、摸不着、似是而非的脉象来判别，如此一来，妊娠与劳损二者不能正确判断也就理所当然了。生殖器是人体的一个组成部分，妊娠也是一种正常的生理状态。既不是不可见人之物，也并非可耻之事。所以西方国家的妇女得了妇科病，去看医生都会脱衣露体，并不觉得羞耻。暴露区区局部肉体与可怕的疾病相比，孰轻孰重，得失之间，常人都能分辨。若能设立女性医科，妇科病都由女性医生来治疗，则更为妥当。

我曾经修订过清代医家黄宫绣编纂的《四言脉诀》。主要内容如下：尺脉滑利搏手，寸脉和平，有别于尺脉，是为妊娠脉。或左寸脉滑利，表明已经妊娠。妊娠三月，脉象和滑而代；妊娠五月，脉象滑数有根。应指而数为男婴，沉取而数为女婴。若为女婴，肚形圆如筲箕；若为男婴，肚形则上小下大如斧。我曾见过多例体弱妇女停经，但尺脉应指有力，即为妊娠之故；或两寸应指有力，也为妊娠。或体弱有病之体脉现平和，也为妊娠。曾有妇女妊娠一两年才产婴，此等脉为平和之中又见虚象，或三部脉浮沉皆平和，或按之滑。不可仅拘泥于洪滑为妊娠脉。徐洄溪曾说妊娠超过一年仍未生产，是寒血停聚胞宫已久，不能滋养胎儿生长发育，导致不能按时生产。若妊母体弱有病，会致胎儿发育不良，形体偏小，且延期产。上海商户唐世伯夫人停经三年之久，众医都诊断为闭经，且以攻伐类中药治疗，致其渐现虚劳征象。正值孟河名医马培之从京城回来，断定为妊娠，并且怀的是男孩，便以常用的四物汤加减养血安胎。谁料六个月后，其果真产一男婴，只是形体偏小而已。由于唐夫人素来身体健康，所以攻伐类中药只是导致胎儿无法正常生长发育，而不至于堕胎。我那嫁给缪姓人家的亲侄女，据说停经一年多，在广东四处寻医，都诊断为闭经，用一些攻伐类中药来治疗，麝香都服过两枚，最终导致流产才知道是怀孕了。可惜为时已晚，侄女也因此付出了生命的代价。1921年秋，京师大学堂赵姓教员之妻，二十四岁，因停经请我诊治，诊得脉沉弱，但两寸脉久按有力。我断定为妊娠，嘱咐赵教员查验其妻子的身体，确有乳头发黑增大，佐证了我的诊断。假如医生早像沈先生所说，嘱咐患者自行查验，又怎至于分辨不清究竟是妊娠还是闭经呢？特此有感而发。

按语

何志仁先生认为，妊娠停经与劳损而致的停经往往容易混淆，难以区分，其实也容易区分。妊娠期间虽然腹部膨大还不明显，但妊娠妇女在不同月份外阴及乳房已经发生了一些变化，由此可以与劳损体弱导致的停经相鉴别。不能舍此不查，单独拘泥于"滑脉"来验孕，往往就会出错。并非所有妊娠脉都为滑脉，体弱劳损的妇女妊娠停经后往往不出现滑脉，或脉平，或脉弱，或见脉平之中有虚象，治疗当以补血养胎，万不可当作闭经盲目用攻伐类中药来治疗，轻则胎萎不长延期产，重则胎儿流产、妇女丧命。

传统医学应当摒弃保守思想，不能仅靠切脉辨孕，应当善于观察妇女外阴、乳房的变化。妊娠属于一种生理现象，此类观察并不可耻。随着医学技术的发展，观察外阴、乳房的变化已非必需。在受精卵形成后的一至两周，此时生理特征尚无任何表现，通过化验人绒毛膜促性腺激素已能精准判断是否妊娠。随后通过超声波检查亦能较早辨别是否妊娠。

在医学发展较快的今天，西医的实验室及影像学技术对妊娠的诊断更加提前、准确，弥补了中医在妊娠诊断方面的不足。西医科学技术无论是实验室检查、影像学检查还是内镜检查，都应当看作中医的微观"望诊"，弥补中医宏观望诊的不足。中医学亦在不断发展进步，切忌墨守成规。

（叶茂）

麻杏甘石汤解

【原　文】

陆君订正麻杏石甘汤[①]主治下"温"字，且有病包热之的解，于王无碍，乃读书者之正例。

粤顺德举人刘逸濂，朱九江（名次畸，民国从祀圣庙，此为第一人）之高足。陈简持，名昭常，中丞之业师也，曾在前山恭都学堂，为中文总教习。秋深病疟，愈治愈困，求治于余。每发，周身寒振，气喘，巅顶、腰脊痛，无汗。寒退，大热、口渴，热将退，始有微汗。舌白腻而起黄，脉沉而弦。余曰：此暑湿伏于内，伏邪化热，经秋复受重寒，乃用麻杏甘石汤，加北柴胡、生姜、黄芩、知母、北细辛。两剂即愈。因问余曰：效则灵矣，药则夹杂，何欤？余曰：病内外并杂，故以夹杂法治之。一升于上，一开于中，一清于中，邪从外解，则中下自如。此外寒包内热之症也。刘乃释然。

余近便血，止后，病体甚弱，腰足无力，故每日用关东箭芪四钱、高丽参二钱、杜仲三钱、桂圆[②]肉十枚、生白术三钱、土桑寄生三钱，煎水代茶（此"土"字指广东。若梧州者，无甚大用。此药平淡有力，另详）。因忆少年时，粤省用大棉芪，后再到闽，老友郑兰友言棉芪升燥，箭芪温驯，用之血症最良，因始识箭芪。近念年，粤亦多用箭芪。

按：《本经》："黄芪微温味甘，主痈疽败疮、排脓止痛、大风癞疾、五痔鼠瘘、补虚、小儿百病。"是微养微升、中养脾胃、外达肌表之品，用处甚多。独疑大棉芪何以升燥。历询大药行，据谓棉芪必早拌硫磺盖密薰焗，色乃娇黄，色退者亦用此法，故燥。箭芪则无此。似颇入理。张君寿甫[③]，用亦箭芪，《衷中参西录》可见也。他日论土桑寄生，当将络石藤附之。但

---

① 麻杏石甘汤：又称麻杏甘石汤。
② 圆：原本作"元"。
③ 张君寿甫：民国医学家张锡纯，字寿甫。

土桑寄生，真者甚难得，凡树皆有寄生，只数种有用，而治各不同。

【简 译】

陆先生修订麻杏甘石汤主治下的"温"字，认为属热包于内，是非常正确的见解。

广东顺德举人刘逸濂，是朱九江（名次畸，民国名儒）的高足。有一患者叫陈简持，名昭常，是中丞的老师，曾在前山恭都学堂担任中文总教习。他深秋得病，越治越重，遂求治于我。他每次发病时会周身寒战，气喘，头顶及腰脊部疼痛，无汗。寒战退后，会出现高热、口渴，热快退的时候开始有微微汗出。舌白腻泛黄，脉沉而弦。我认为他是在暑热天时湿伏于内，伏邪化热，到秋天又受了风寒，属外寒内热，于是用麻杏甘石汤加北柴胡、生姜、黄芩、知母、北细辛治疗，两剂就痊愈了。刘逸濂先生对我说，药方疗效虽然很好，但用药比较凌乱，是怎么考虑的？我说，此症病因内外夹杂，所以要用表里同治的方法治疗，一宣于外，一降于下，一清于中，邪从外解，则中下自顺，这是外寒内热证。刘先生方才恍然大悟。

我最近大便出血，血止住了以后身体有些虚弱，腰足无力，所以每天使用关东箭芪四钱、高丽参二钱、杜仲三钱、桂圆肉十枚、生白术三钱、土桑寄生三钱，煎水代茶喝（土桑寄生的"土"字指产自广东。如果是广西梧州产的，药性较弱。土桑寄生虽药性平淡，但药力不弱）。记得我年少时在广东用的是大棉芪，后来到了福建，好友郑兰友说棉芪比较燥热，箭芪则温和很多，用于治疗出血症效果很好，自此我才开始认识箭芪。近二十年来，广东也开始转用箭芪了。

按《神农本草经》的注解，黄芪性微温味甘，主治痈疽败疮、排脓止痛、大风癞疾、五痔鼠瘘、补虚、小儿百病，是微养微升、中养脾胃、外达肌表之品，用处很多。我感到有些奇怪：大棉芪为什么会燥热？咨询了很多药行后，才知道棉芪在炮制加工时，要拌硫黄盖密熏焗，这样才能色泽娇黄，棉芪久放褪色，也用这个方法重新炮制，所以性燥热。箭芪则不用。这样解释就比较合理了。张锡纯用的也是箭芪，这可在《衷中参西录》中查阅到。以后论述土桑寄生，应当与络石藤一并比较，方便理解。

但真正的桑树寄生很难得到，凡树皆有寄生，只有几种是可作药用的，治疗作用也各不相同。

按语

本案为外寒内热证，俗称"寒包火"。患者既有周身寒战，气喘，头顶及腰脊部疼痛，无汗的太阳表寒证，又有高热、口渴的阳明里热证。其病是因湿伏于内，伏邪化热，而有内热证，复因外感寒邪，外寒束表，导致外寒内热证。其实本案用药一点也不杂乱，可将方药拆分为三方：一是麻黄、杏仁、甘草、北细辛，即麻黄汤去桂枝加细辛，宣肺、散寒、止痛；二是石膏、知母、甘草，即白虎汤去粳米，清泄阳明胃热；三是北柴胡、黄芩、甘草、生姜，可以看作小柴胡汤，因无呕恶，且有口渴，故去半夏，因不虚，故去人参、大枣。本证是太阳、阳明、少阳三阳合病，故用麻黄汤、白虎汤、小柴胡汤三阳并治，何乱之有？本文重点如下：

（1）临床辨证。

刘蔚楚先生认为，患者是因暑热天时湿伏于内，湿郁化热，到了深秋又感染寒邪，以致外寒内热，属"寒包火"证。患者外寒表现为：周身寒战，头顶及腰脊部疼痛，无汗；内热表现为：寒战退后，高热、口渴，热快退的时候开始有微微汗出。气喘为肺失宣降；舌苔白腻为内湿，泛黄为湿伏化热；脉沉为邪伏。《伤寒论》中属外寒内热的方证有不少，如大青龙汤证、麻杏甘石汤证，均为典型的表寒里热证。前者表寒重、里热轻，后者表寒轻、里热重。

（2）药物产地。

文中通过土桑寄生举例说明中药的性味因产地不同，疗效可能有明显差异。如产自广东的土桑寄生虽药性平淡，但药力不弱。如果是广西梧州产的，则药性较弱。但真正的桑树寄生很难得到，凡树皆有寄生，只有几种是可作药用的，治疗作用也各不相同。

（3）药物炮制。

文中通过黄芪举例说明中药的性味因炮制方法不同，疗效可能有明显差异。黄芪为临床常用中药，性微温味甘，是微养微升、中养脾胃、外达肌表之品，用处很多。但黄芪有好几个品种，棉芪比较燥热，箭芪则温和很多。棉芪在炮制加工时，要拌硫黄盖密熏焗，所以性转燥热，箭芪则不用。刘蔚楚好友、民国名医张锡纯也是多用箭芪，而且用箭芪时必加知母，以知母之凉润制约箭芪之温燥。

（黄新凯　赖海标）

柳君剑南遗精治法广论

【原　文】

遗精一症，《内经》云："主闭藏者肾。肾藏精，精衰则不能收摄，故妄行而出不时。"《金匮》云："失精家少腹弦①急，阴头寒冷，目眩发落，脉极芤虚迟，为清谷、亡血、失精。脉得诸芤动微紧，男子失精，女子梦交，以桂枝龙牡汤主之。"前贤治法有五。秦越人②曰："人之所病病疾多，医之所病病道少。此症人所多患，凡见有可取诸家，不可不参考也。"

柳君开列脉症，身面经络，微动蠕跃，火升则耳鸣颊肿、喉燥牙痛，食后腹微膨胀，左脉弦、右滑大，舌黄白尖红。当是水亏木旺，克制脾土，中气不运、蕴湿下行。故丹溪主热主湿，许学士诸法有猪苓丸，大智禅师不全作虚冷。余观于阳痿不举，有由积湿者，可信矣。巅颊皆少阳脉所经，肝胆相连。陈修园谓肝主疏泄，肝魂不守，宜二加龙骨汤；肝热胆寒，宜温胆汤加药。其谓肝火太盛，宜暂用龙胆泻肝汤，妙在分量轻，有节制，法从喻嘉言医案得来。

周君小农引王旭高：肝风虽能上冒巅顶，亦能旁走四肢，上冒者多亢阳，旁走者多血虚，此解甚精。余谓其人气滞火凝，郁久亦上冲旁走，溢于经络。不得尽信，妄用充补，填奇经八脉之空虚，则泻肝法可供参酌。且滋阴渗湿，俱宜顾重中气，不如直用大凤髓丹加减，改作汤剂，即系三才封髓丹加减：方拟盐水炒黄柏二钱，淡蜜水炒砂仁一钱，参须一钱，二苓、莲须、宋半夏各钱半，甘草三分，去益智仁，加淡蜜水炒广皮八分，蛤粉三钱。或照丹溪法，再加知母二钱，布包青黛八分。

入冬天气清肃，用寇氏桑螵蛸散加减：盐水炒桑螵蛸二两，参须八钱，茯苓二两，龙骨八钱，酥炙龟板二两半，油归身四钱，远志③肉二钱，去菖

---

① 弦：原本作"眩"。

② 秦越人：又称扁鹊。

③ 志：原本作"智"。

蒲，加磁石末二两，淮山两半，女贞子八钱，山萸肉六钱，淡蜜水炒广皮四钱，砂仁四钱，知母二两为散。临卧服二钱，淡盐水下。胃纳渐强，再加黄柏八钱、阿胶二两为丸，每早晚服一钱，渐加至三钱为止。平常药如苏子、广皮、薄荷等用太多，不论南北，体燥虚弱人，往往自言难受。酸收如山萸肉、五味子、乌梅等用太多，胃病人亦辄自云然。故《内经》有谓：酸走筋，筋病毋多食酸。西医谓素有胃病者，酸食宜少。用药时须留意斟酌，不得引无比山药丸，重用五味子，断为成例。余前病弱极，服丸即滞，杨公偶用十灰丸、磁朱丸一二钱，年余用黑锡丹至二十余两，俱系分次用四五分，积少成多。五六年遵法多服汤药，毫无流弊，用药有十剂，有七法，内有大小轻重。前贤力戒孟浪大剂，偶用之，正所谓兵不得已而用者。前数年《申报》载闽粤医好用大剂，登报者见之，我未之见也。

时贤沈芊绿①著《尊生书》，轻描淡写，时人谓之苏派，于此症谓心藏神、肝藏魂、肾藏精。梦中所主之心，即心之神；梦中所见之形，即肝之魂；梦中所泄之精，即肾之精。心为君，肾为相，未有君火动而相火不随之者。当先治心而后及其余，则药物固必要讲求，而澄心以佐收摄之功，不无小补。《易》曰："憧憧往来，朋从尔心。"子曰："天下何思何虑？"至哉言乎！西医好言择地修养，试问不用讲求药物，彼奔走于衣食、羁劳于公事者，从何有力有暇择地居游？而澄心则随地随时，人可自为。推之病虚劳者，此事何独不然也？他日中气健旺，土能抗木、水能涵木，何妨于琼玉膏、集灵膏等选用，怀肃清善后之永图耶？

上列补品，专治虚燥，一建中、一舒气、一镇逆、一养阴而仍不腻阴，推之治虚劳病，亦何独不然也？此区区遵周君所嘱，不揣芜细，聊贡柳君采择焉。

【简　译】

对于遗精之症，《黄帝内经》云："主闭藏者肾。肾藏精，精衰则不能收摄，故妄行而出不时。"《金匮要略》云："失精家少腹弦急，阴头寒冷，目眩发落，脉极芤虚迟，为清谷、亡血、失精。脉得诸芤动微紧，男子失精，女子梦交，以桂枝龙牡汤主之。"前贤治疗遗精的方法有五种。扁鹊

---

① 芊绿：原本作"绿芊"。

说："老百姓所苦的是疾病太多，医者所苦的是治疗疾病的方法太少。患遗精之症的人不在少数，众多医者对于遗精多有论述，可以作为参考。"

柳先生所罗列的脉症，经络似有微动蠕跃之感，火性炎上则出现耳鸣颊肿、咽燥牙痛，餐后微腹胀，左脉弦、右脉滑大，舌苔黄白相间、舌尖红。此种脉症当是肾水不足、肝木横逆脾土，脾失健运则水湿内蕴。因此朱丹溪认为遗精多因湿热。许叔微治疗遗精立法较多，其中有用猪苓丸取效。大智禅师认为遗精不全是虚症。我治疗的阳痿不举，也有湿邪困阻所致。巅颊是少阳胆经所循行，肝胆相连。陈修园认为肝主疏泄，如肝魂不守，宜用二加龙骨汤；如肝热胆寒，宜用温胆汤加减；如肝火太盛，则宜暂用龙胆泻肝汤，关键之处在用量轻，这是效法喻嘉言医案。

周小农引用王旭高论治肝病之法，认为肝风能上至头顶，也能旁走四肢，上冒者多是肝阳上亢，旁走四肢者多是肝血不足，如此解释甚为精湛。我认为肝郁化火，郁久则上冲旁走。不能尽信奇经八脉空虚之论而妄用温补，泻肝之法可供参考。滋阴渗湿宜固护脾胃，可将大凤髓丹加减改为汤剂使用，就是三才封髓丹加减，含盐水炒黄柏二钱、淡蜜水炒砂仁一钱、参须一钱、猪苓钱半、茯苓钱半、莲须钱半、法半夏钱半、甘草三分，原方去益智仁，加入淡蜜水炒广陈皮八分、蛤蚧粉三钱，或效仿朱丹溪之法，再加入知母二钱、青黛八分（布包）。

入冬后天气寒冷清肃，可用寇氏桑螵蛸散加减，其含盐水炒桑螵蛸二两、参须八钱、茯苓二两、龙骨八钱、酥炙龟板二两半、油当归身四钱、远志肉二钱，原方去菖蒲，加入磁石末二两、淮山一两半、女贞子八钱、山萸肉六钱、淡蜜水炒广陈皮四钱、砂仁四钱、知母二两，做散剂用，睡前服用二钱，用淡盐水冲服。食欲改善后，再加黄柏八钱、阿胶二两制成丸剂，早晚各服用一钱，慢慢增加至三钱。常用药如苏子、广陈皮、薄荷一类，如果用量太多，不论南北，阴虚燥热之人，往往不能耐受。酸敛药如山萸肉、五味子、乌梅之类，如果用量太多，患有胃病的人也往往觉得难受。《黄帝内经》云：酸走筋，筋病不能多食酸。西医认为患胃病者宜少食酸，用药时要仔细斟酌，切莫如无比山药丸大剂量使用五味子。我以前因病导致身体柔弱，服用丸剂即感觉消化不良，杨公偶尔使用十灰丸、磁朱丸一二钱，使用黑锡丹年余，总共有二十余两，每次使用四五分，积少成多。我遵师法五六年，多是服用汤剂，毫无副作用。方剂有十种，有七种治疗方法，其中有大小轻重之分。前贤治疗遗精避免使用猛药，只有在不得已的情况下才偶尔使用。前几年《申报》曾经登载福建、广东医者好用猛药治疗遗精的报道，我未曾遇过。

时医沈绿芊，著有《沈氏尊生书》，书中多是轻剂，人称苏派。他认为此证谓心藏神、肝藏魂、肾藏精。梦中所主之心，即心之神；梦中所见之形，即肝之魂；梦中所泄之精，即肾之精。心为君、肾为相，君火动而相火随之。治疗时，当先治心，用药有讲究，可用收敛之品以敛心安神。《易经》云："憧憧往来，朋从尔心。"孔子有言："天下何思何虑？"确是如此。西医讲究选择安静之地休养，倘若不用药物，有病之人为衣食奔波、因公事劳累，如何有时间、有精力去异地休养？养心则随时随地可行，且可自我为之。试问有病之人为何不能这样处理？待以时日，中气健旺，脾土不为肝木横逆，肾水可涵养肝木，不妨选用琼玉膏、集灵膏等，用于邪去之后的调养。

上述补益之品，专治虚燥，一者健运脾土，一者舒畅肝气，一者重镇降逆，一者养阴而不滋腻，以此类推，治疗虚劳之疾，也是如此。我遵循周小农的嘱托，简单进行罗列，请柳先生谨慎选择。

按语

遗精之症，上可溯源至《黄帝内经》《伤寒论》，下至明清时期众多医家，均有所论述，其中的治则和方药，至今仍有临床意义。时下医家，治遗精好用补肾固涩之品，然遗精之症，与五脏相关，不单是肾虚精关不固，不应一遇阳痿就投温补燥热。诚如刘蔚楚先生所云："余观于阳痿不举，有由积湿者，可信矣。"切莫一遇遗精就投补肾固涩之品，临床所见遗精者，纯虚者少，虚实夹杂者多见。尤其是病初起之时，可见湿热下注，扰动精室。或有肝郁化火，火邪循经下扰，精关开合失度则遗精；或有君相火旺，不能相交，精室失于清宁则遗精。临证时当辨清虚实进行补泻，"不得尽信，妄用充补，填奇经八脉之空虚"。遗精久治不愈，甚至精滑不固者，抑或年老体衰，身体柔弱者，补虚固涩当是大法。

跟师临证，时能遇到苦遗精者登门就诊，吾师在处方用药之外，必当详询病因。当下虽经济发达，文化昌明，但对于性仍是讳莫如深，有青年小伙，偶有遗精而害怕不已，甚至焦虑不安。

吾师言，当区分生理与病理之遗精。若未婚男性或婚后长期分居者出现"精满自溢"，偶有遗精，于身体并无害，医者当详细告知，并细细宽慰。若成年男子每周遗精两次以上，则是病理性遗精，医者当详察病因，辨证论治。

（曾建峰）

举实证作治糖尿病法之商榷

【原　文】

糖尿病，西医谓脾有甜肉汁，后又检得肝脏亦能制糖，俱运输以濡润血液者，病则汁与糖，皆可下溜而为糖尿。肾脏主水，滤清者以供润泽，排浊者归于膀胱。病与此三脏，良有关系。人固疑此病为西医所发明矣，不知中国《圣济总录》论消渴有三种，一曰渴而饮水多，小便数，有脂似麸而甜。《医膡》载王世懋《二酉委谭》之轶事，言闽参政王懋德，自延平归，忽瘦甚，须发皆枯，云是消渴症，百药罔效。先是延平一乡官，潜谓人曰："王公病，曾有尝其溺否？有患此者，其溺甚甜，不治之验也。"王后闻之，初试微甜，已而渐浓，愈甜。王亦自知不起，乃曰："消渴病则闻之，溺甜则未之闻也。"云其他书尚有偶言者，脑弱未能记忆，然仅据此两条，中国亦何尝尽人不识耶？

按：消渴分上中下三消。《内经》曰："心移寒于肺，肺消。肺消者，饮一溲二，死不治。"又曰："心移热于肺，传为膈^①消。"是上消。曰："瘅成为消中。"又曰："二阳结，谓之消。"是中消。《金匮》曰："男子消渴，小便反多，饮一斗，小便一斗，肾气丸主之。"张子和亦主肾气丸，去附子，加重山药，再入五味子一两半。是下消。

论病因，大都由酒色无厌，喜怒不节，心力劳瘁。病后失调，或燔炙肥醲，餐饵丹石，燥火中结，胃涸液干，其不能上荣，则成上消。中枢气随火化，郁热蕴湿，致成中消。甚则水精不布，燥湿下流，而成下消。

论治法，前贤多主轻滋清运之法。如上消，罗太无有门冬饮子。中消，刘河间有猪肚丸、参蒲丸。下消，罗太无有生津甘露饮子之类（诸方收入《赤水元珠》，惟兰香系菜，无则取素心兰花叶俱可）。朱丹溪亦主清润。赵养葵以加减六味地黄汤通治三消。故《千金方》谓宜戒酒色厚味，尝须顾虑。大痈发于骨节，张子和谓痈疽在已发未发时，宜多饮黄芪汤。此三

---

① 膈：原本作"鬲"。

消通常治法，尚非下消即糖尿病之专治法也。时贤以下消渴饮消瘦，小便频数，溺有脂膏，或甜，治以肾气丸。尝经奏效，因断定糖尿便是下消，言之成理。而余所历见，则其人初若无病，忽发现小便有浮油，澄之杯有糜滓，舐之味甜，蚁缘溺器聚食，为第一期。其人能食，肌肉日削，小便脂膏益厚，为第二期。其人不思食，神倦，身瘠腿瘦，小便所结脂膏成点成片，为第三期。其人有微渴者，多不渴者；有小便略数者，颇少饮一溲二者；面色黯晦，亦有露浮光者。脉始多软大，渐现浮短，或弦细，或沉微，症已难治。

余医友江西文香芹、广东林子祥，治此擅名。考西法，以米多含甘阿油质，与症不宜。屏去米食，以煎牛排，或烩或煮，拌面包①代之。蔬果避糖质之太重者，余如鸡、鱼，多食煎炒烧炙。美国新出一种饼干，均可代饭，至愈乃已。

断症多断为肝、脾、肾虚而不固。如脾虚，用理中汤。如肝虚，用吴茱萸汤，加生熟地（余尝见南屏乡一水胀重病，用真武汤无效，一老中医只加阿胶二三钱，竟愈。温降力到也。故生熟地加入吴茱萸汤，不甚致疑，因润泽借温气以施行也）。如肾虚，用附桂八味地黄汤。仍相症变换加减用药，颇与西医论症暗合。稽其成效，有治者，有不治者，有屡发而后不治者。若保持至数年，固所恒见。不治者，如余胞侄元恺、堂兄柱石、族兄尚怀、世好林朴轩等，不可胜举。又何怪医书皆言难治耶？

惟李冠五，原籍奉天，年二十余岁。其尊人历充东三省重要军职，已归林下。冠五入北京，在交通银行，与二小儿仲轮同事，拜为兰弟。民国十三年，冠五信来，谓得糖尿症，遍诣京津东省中西大医，历治不效，萎顿不堪，北京美国协和新医院尤治久，百技无功，商欲就医来沪。再接信，则谓因回奉天，商决行止。遇一老中医罗星阁，一剂立止。继与一汤一丸善后方，遂愈。入京，协和医院尚来电话，谓刚到有最新良药，请来再治，电话覆以已愈云。此事固诸同事所共见者，三方随信录来，今录于编后，便检。

又同乡世好吕辉如，二十余岁患此，服药不外养血，助以行气去湿，略兼敛肾。专意饮食，用面包代饭，以煎炮牛、羊、鸡、鱼等代菜。时宰小狗，必取约十斤至十余斤的。计肉一斤，配粉葛二三两。或全狗配附子

---

① 包：原本作"饱"。

六两至八两，或配黑豆一小碗。除配定一物外，助以带壳胡桃五枚，针刺壳上数处（凡用带壳胡桃或带壳圆眼干，锥刺壳上数孔，最吸收臊味，肉熟须检出弃之），葱白、桔饼、冬菇、广皮各些少。肉熟，调以姜、葱、熟油，熬过甜酱，食之。

按：狗羹，献载于《礼经》。大为犬，小为狗，狗固古人所常食者。且医书具谓黄色入脾，黑色入肾，补阳，人亦共知其奇效，电力足也。又狗、狸肉俱可留贮，非暑天，一制可留二三日，与别物之经宿即败者不同。吕病虽时发时愈，而享年八十余岁。可见照此调理，洵有保持延寿之可能。

又同乡一贫人，三十岁外患此，并不服药，单取玉米芯①，经久煎水代茶，愈不复发，亦享年将度九十。见者称异。

按：玉米，一名珍珠米，芯似野竹蔗芯。米色有白有黄，圆颗密排，围嵌芯上，有外衣片片包裹。须鲜者剥其米，留其芯，连衣悬挂晒干。用时每次取二三枝，煎水久饮。且可治久患白浊。粤人于痘疹不快，每以此助其发出，流弊毫无。味甘，想有助气舒脾之力也。

总而言之，糖尿似多属阳虚，重辄致命，务宜戒慎早治。今所述，实余数十年来所亲见者，振笔直书，毫无粉饰。果何如论定，他日谨俟诸贤明焉。

罗星阁治糖尿症第一方（方拟②苍白二陈合五苓散加减，复方也，金元诸家如李东垣等常用③之）：

炒苍术二钱半　云茯苓四钱　木通二钱　泽泻二钱　川莲④一钱　远⑤志、神曲三钱　青皮二钱　广皮二钱　姜半夏三钱　上玉桂心二钱（泡药水服）　干姜钱半　沉香二钱　豆蔻仁钱半　甘草一钱　紫厚⑥朴三钱

煎水服。

善后一汤方一丸方：

云茯苓四钱　甘草一钱　桂枝三钱　杭白芍三钱　泽泻三钱　橘皮三钱　砂仁二钱　香附二钱　枳壳二钱　苏梗二钱

① 芯：原本作"心"。
② 拟：原本作"似"。
③ 用：原本作"有"。
④ 川莲：又称黄连。
⑤ 远：原本作"范"。
⑥ 厚：原本作"原"。

煎水服。

大熟地四钱　当归一两二钱半　川芎七钱半　杜仲一两（姜炒）　金钗斛一两（酒浸）　甘草一两（酒浸）　淫羊藿一两（羊油炙）　金樱子肉一两（酒浸）　云茯苓三钱（人乳泡）

上药研末，蜜为小丸，每日早晚各二钱，开水送下。

【简　译】

糖尿病，西医认为是脾脏有含糖的组织液，后来又检测到肝脏也能制造含糖的组织液，脾和肝一起运输糖分，用来濡润血液。患糖尿病后，身体内的组织液与糖分都可以经肾排泄而成为糖尿。肾脏主水，可过滤血液，过滤出来的水谷精微用来润泽血液，排出的混浊液体流入膀胱。糖尿病与肝、脾、肾这三个脏器有很大的关系。人们以为糖尿病是西医所发现的，却不知早在中国宋朝的《圣济总录》里就记载了三种消渴病，其中一种是渴而多饮，小便频数，小便中有像小麦一样甜的膏脂。《医賸》记载了王世懋《二酉委谭摘录》一书收录的奇闻逸事，书中提及福建参政王懋德，自延平回来后，突然消瘦得厉害，胡须、头发都干枯了，说是得了消渴病，用药无效。延平一乡官，私底下和人说："王公的病，有尝过他的尿吗？患这种病的人小便很甜，这是不必经过治疗就能验证的。"王公听说后试着尝尿，开始尿是微甜的，后来尿越浓味道越甜。王公也知道治疗无望了，于是说："消渴病听说过，尿甜则未听说过。"我曾看到其他的书也有偶尔提及消渴病的，只因脑力不好，记不起来了。然而只根据这两条便知，中国又怎么会无人认识消渴病呢？

消渴分上中下三消。《黄帝内经》说："心移寒于肺，属于肺消。肺消者，饮一斗，小便二斗，属于不治之症。"又说："心移热于肺，传为膈消，是上消，谓之瘅。成为消中，二阳结，谓之消，是中消。"《金匮要略》说："男子患消渴病，小便反而多，饮一斗，小便一斗，肾气丸主之。"张子和也主张用肾气丸，去附子，加大山药用量，再加入五味子一两半。此例是下消。

论消渴的病因，大都由酒色无度、喜怒不节、心力劳瘁所致。病后失调，嗜食热气肥甘厚腻的食物，或吃丹药，燥火中结，胃涸液干，胃气不能上荣，则成上消。中枢气随火化，郁热蕴湿，而成中消。还有的是脾虚水谷精微不布，致燥湿下流，而成下消。

论消渴的治法，前贤多主张用轻滋清运之法。针对上消，罗太无有门冬饮子。针对中消，刘河间有猪肚丸、参蒲丸。针对下消，罗太无有生津甘露饮子等方（诸方收入《赤水元珠》，惟兰香系菜，无则取素心兰花叶也可）。治疗消渴，朱丹溪也主张使用清润之法。赵养葵以加减六味地黄汤通治三消。《千金要方》提出，患消渴者宜戒酒色厚味，饮食须有所顾虑。大痈发于骨节，张子和说在痈疽初起时，宜多饮黄芪汤。这些都是三消的通常治法，并不是下消的治法就代表了糖尿病的治法。当代名医大都认为下消的症状有口渴多饮，消瘦，小便频数，尿有脂膏或尿甜，治疗应当选择肾气丸。他们曾用这样的方法治疗下消，也经常奏效，因此就说糖尿病便是下消，似乎也有道理。但是我所看到的糖尿病患者，其人起初好像没有任何症状，忽然之间发现小便中有漂浮的油膏，把尿放在杯中有小的浑浊物，尿液味道是甜的，可以看到有蚂蚁爬到尿壶上聚食，这是糖尿病第一期。其人进食正常，却越来越瘦，小便中的脂膏越来越多，为糖尿病第二期。其人胃口不好，精神疲倦，身体下肢消瘦，小便中的脂膏成点片状，为糖尿病第三期。糖尿病患者有的会微微口渴，大多数没有口渴症状；有的会小便略少，很少有饮水一斗而小便二斗的；有的面色黯晦，也有面露浮光的。脉象开始时多软大无力，渐现浮短，或弦细，或沉微，出现这样的症状时，病已难治。

我的医生好友江西文香芹、广东林子祥，都非常擅长治疗糖尿病。他们参考西医的治疗方法，认为米饭中多含甘甜油质，不适合糖尿病患者进食，应舍弃米饭，以煎牛排（或烩或煮）和面包代替，不要吃过甜的水果蔬菜，鸡、鱼也要用煎炒烧炙的烹饪方法。美国有一种新出的饼干，可以拿来代替米饭，直到治愈为止。

糖尿病多与肝、脾、肾三脏有关，虚而不固。如脾虚，用理中汤。如肝虚，用吴茱萸汤，加生熟地（我曾经见过一例：南屏乡一水肿患者，用真武汤治疗无效，一老中医只在真武汤中加入阿胶二三钱，竟然治愈了，这是温降力到的缘故。将生熟地加入吴茱萸汤，不是很容易让人理解，其实是生熟地的润泽之效借助了吴茱萸的温气）。如肾虚，用附桂八味地黄汤。中医用药要依症状不同而变换加减，这与西医类似。要想弄清中药成效，可以分门别类记录：治疗有效的，治疗无效的，服药后反复发作而后来治疗无效的。持续观察几年，就能看出药效规律了。行医中当然也会碰到没办法治愈的，如我的胞侄元恺、堂兄柱石、族兄尚怀、世交林朴轩等，不胜枚举。医书上都说难治，又有什么奇怪呢？

有一个叫李冠五的患者，原籍奉天，二十余岁，其父亲曾经担任东三省重要军职。冠五到北京后，在交通银行工作，与我的二儿子仲纶成为同事，两人结拜为兄弟。民国十三年，冠五来信，说他得了糖尿病，看遍京津及东三省中西医的大医生，但治疗效果不佳，非常萎靡不振，特别是在北京美国协和新医院，治疗了很久，用尽各种方法疗效都不好，与我商量想到上海来看病。再接到第二封信的时候，他说因有事回了奉天，不再前来上海。后来他遇到老中医罗星阁，开了一剂中药就好转了，之后用一汤一丸善后方，终于治愈了。他回北京后，协和医院还打来电话，说医院里刚到了最新的好药，请他再去继续服药治疗，他答复说已经治愈了。这件事是各位同事一起见证的，三条处方随信附上，现在收录于文末，便于检验。

我的同乡好友吕辉如，二十余岁患上糖尿病，所服用的中药，无非是养血以行气去湿，略兼敛肾。他平时非常注意饮食，经常用面包代替米饭，以煎焗牛、羊、鸡、鱼等代菜。他还经常吃狗肉，而且专挑体重约十斤至十余斤的小狗。一斤狗肉，配葛根二三两。或全狗配附子六至八两，或配黑豆一小碗。除了配定一物外，加上带壳的胡桃五枚，用针在胡桃壳上刺几个孔（凡用带壳胡桃或带壳龙眼干，用针在壳上刺几个孔，最善吸收臊味，狗肉煮熟后须把胡桃或龙眼捡出丢弃），再加上葱白、桔饼、冬菇、广陈皮各少许。狗肉煮熟后再用姜、葱、熟油调味，蘸上熬过的酱汁食用。

按：《礼经》有关于狗羹的记载。大为犬，小为狗，狗是古人经常吃的食物。而且医书上均说黄色入脾，黑色入肾，肾亏需壮阳温补的人都知道狗肉的奇效。经过烹饪调制的狗、狸肉很容易储藏，如果不是夏天，制作一次可以保存两三日，与别的食物隔了一夜就变质不同。吕辉如虽然病情反复，却活到了八十多岁。可以看出，按照这种饮食方法调理，有保健延寿的可能。

我同乡一穷人，三十多岁患糖尿病，他不服药，只用玉米芯经常煮水代茶饮，治愈后不再复发，也活到将近九十岁。知道这件事的人都称是个奇迹。

按：玉米，又名珍珠米，其芯似野竹蔗芯。玉米颜色有白有黄，圆颗密排，围嵌芯上，外部有一片片叶子包裹。使用新鲜的玉米，将玉米粒一粒粒剥下，只留下玉米芯，连外部的叶子一起悬挂晒干。每次取两三枝玉米芯，煎水久饮。这也可以用来治疗慢性前列腺炎。广东人若患水痘出疹不畅快，常用玉米芯煮水喝，以助发疹，没有一点副作用。玉米芯水味甘，有行气舒脾之功效。

总而言之，糖尿病似多属阳虚，重则致命，应该重视，早些诊治。我现在所述的，是几十年来亲眼所见的病例，振笔直书，毫无粉饰。应该如何定论，日后就看各位同道了。

罗星阁治疗糖尿病第一方（方拟苍白二陈合五苓散加减，复方也，金元诸家如李东垣等常用之）：

炒苍术二钱半　云茯苓四钱　木通二钱　泽泻二钱　黄连一钱　远志、神曲三钱　青皮二钱　广陈皮二钱　姜半夏三钱　上肉桂心二钱（泡药水服）　干姜钱半　沉香二钱　豆蔻仁钱半　甘草一钱　紫厚朴三钱

煎水服。

善后一汤方一丸方：

云茯苓四钱　甘草一钱　桂枝三钱　杭白芍三钱　泽泻三钱　橘皮三钱　砂仁二钱　香附二钱　枳壳二钱　苏梗二钱

煎水服。

大熟地四钱　当归一两二钱半　川芎七钱半　杜仲一两（姜炒）　金钗石斛一两（酒浸）　甘草一两（酒浸）　淫羊藿一两（羊油炙）　金樱子肉一两（酒浸）　云茯苓三钱（人乳泡）

将以上药物研磨成粉末，用蜂蜜调制为小丸，每日早晚各服二钱，用开水送下。

按语

本文主要有以下特点：

（1）阐述中医对糖尿病的辨证分型（上消、中消、下消），以及上消、中消、下消的病因病机、发病特点及治疗方法。

（2）阐明糖尿病饮食疗法的重要性，并列举了多种治疗糖尿病的饮食疗法，其中少食米饭，用煎焗牛、羊、鸡、鱼以及面包代替米饭，烹制狗肉，以玉米芯煎水代茶饮等，记录得十分详细，有一定指导意义。

（3）收录罗星阁治疗糖尿病三方：

第一方为苍白二陈合五苓散加减复方，其制方特点为：健脾燥湿、醒脾行气、温阳化气。方中苍术健脾燥湿，为君药；姜半夏、干姜燥湿化痰，为臣药；茯苓、肉桂心、泽泻温阳利水渗湿，黄连清热燥湿，木通利尿渗湿，远志、神曲、青皮、广陈皮、厚朴、蔻仁、沉香行气通滞，甘草和中，用之为使。

第二方为善后一汤，其制方特点为：健脾行气，调和营卫。本方较第一方少了诸多燥湿药物，主要以健脾祛湿的茯苓、泽泻为君药，配上诸多行气药物，如橘皮、砂仁、香附、枳壳、苏梗等。方中也有桂枝汤的影子，如用桂枝、白芍调和营卫，甘草和中。

第三方为善后一丸，其制方特点为：补肾、活血、养血。方中主要是以补肾药物为主，以温补肾阳的淫羊藿、杜仲、金樱子等为君药，配上活血、养血的当归、川芎，养阴的金钗石斛，健脾祛湿的茯苓。

（唐荣志）

读何公廉臣《任氏〈医学心源〉序》书后

【原　文】

任氏《医学心源》，何公廉臣序文。述其尊师樊公开周谓"行世传世，取径悬殊。一戒好高骛①远，一戒尊经泥古，一戒博爱不专。"后论《医学心源》，谓"凡历代善治感症者，至一并治愈耶，再至此其所以可贵欤"一段，与拙著《证治丛录》语意多同。知是医道中过来人，莫名钦服，非阿其所好也。凡读书，浏览者不妨多。及其归宗，必有与自己心性相合者若干种，及屡用屡效药物若干种，似有一印刷本，藏在脑中。如陈修园《伤寒浅注》，寥寥然顺文解义，当午夜青灯，开书静对，行间字里，似别有无限释文。如何序所谓张景岳、张石顽、叶天士等，无不有此佳趣。我则兼嗜喻嘉言、徐洄溪论说之文，虽喻好数典说经，人谓《尚论》篇弄到似作八股体格，又议论偏激，欲取叔和《伤寒论》序例而驳之。而《医门法律》"能取不执方，约方如约囊"。徐谓治病审定后，某药最上，某药可以辅佐，如何制化，必涌现于心。有成方者，自然用成方。倘须自出心裁，订方后，姑想一古方，有一二类似者，名曰某方加减。叶天士亦每如此，皆是力求对症之苦心。诸前贤皆愿为病中之医，不肯为书中之医，所以如是。第所不能自解者。中天地而立谓之人，命曰三才。如药有升散，有轻清，有沉降。每临症要用轻清药时，心索古书诸方，总似有一丝挂碍。每临症要用麻桂辛姜、硝黄芩连等纯正经方时，心索叶、王诸方，又似有一重隔膜。左思右想，迫得向问心无愧处开药②。他医之何如评议，操效之能否十全，初何敢昧良遑论，自矜己见耶？此真临症时实现之景象，过来人自能共信也。

又：叶天士系徐大椿③前辈，徐年少时，治一颠狂病，多用金石药，叶

---

① 骛：原本作"务"。

② 药：原本作"乐"。

③ 徐大椿：清代医学家，字灵胎，号洄溪。

曾讥议。后叶得《千金方》读之，已明言徐用法本出《千金》之，非谬矣。乃徐批叶医案各书，未尝绝无称道，而多攻击苛求，报前憾也。

【简　译】

任氏《医学心源》，请何廉臣作序。何廉臣引述他的师父樊开周所说："行世传世，取径悬殊。一戒好高骛远，一戒尊经泥古，一戒博爱不专。"然后谈论《医学心源》，谓"凡历代善治外感症者，至一并治愈耶，再至此其所以可贵欤"一段，与拙作《证治丛录》所见略同。知道他是医道中的过来人，就莫名地钦服，并不是阿谀奉承。读书不妨做到博览群书，追溯其知识来源，必定会有一些书是与自己的想法契合的，也会知道一些疗效显著的药物。多读书的好处，就好像有一本印刷好的书藏在脑中一样。如陈修园的《伤寒浅注》，虽然只有非常精简的注释，但如同午夜时点一盏青灯，打开书静静地阅读，字里行间就好像有无限的释文一样。读何廉臣序文中提到的张景岳、张石顽、叶天士等人的著作，也有同样的乐趣。我比较喜欢喻嘉言、徐洄溪的文章，虽然喻嘉言喜欢数典说经，有人说《尚论》篇好像八股文一样，且议论偏激，想拿王叔和的《伤寒论》序去反驳他。然而《医门法律》中有"能取不执方，约方如约囊"之说。正如徐洄溪所说，治病审定后，哪味药是君药，哪味药是佐药，如何制化，必然要成竹在胸。有现成的处方自然要用。如果想别出心裁，拟好处方后，可想出一古方，如果有和古方相似的方药，可以取名某方加减。叶天士就是这样做的，都是为了更好地对症用药。很多前贤医家都想成为会看病的医生，而不是只懂理论的医生，就是这个道理。更不要做自己都不能解释的人。为天地立心，称之为人；为生命立命，称之为三才。就像药性有升散、有轻清、有沉降一样。每次临证要用轻清药时，心中想找古书的方药，总好像有一丝障碍。每次临证要用麻桂辛姜、硝黄芩连等药物或纯正的经方时，心中想找叶天士、王叔和的方药，又好像有一重隔膜。冥思苦想找不出合适的方药，只能用"问心无愧"来安慰自己。其他的医生会如何评论我、开出的处方是否有确切的疗效？哪敢昧着良心乱说，夸耀自己的见解呢？这确实是临证时会遇到的真实情况，有相同经历的人自然会有共鸣。

叶天士是徐洄溪的前辈，徐洄溪年轻时，治疗一癫狂患者，多次使用金属矿石药物，叶天士曾讥讽过他。后来叶天士读到《千金要方》时，才明白徐洄溪治疗癫狂的方法出自该书，并没有错。然而徐洄溪在批注叶天士的医案时，无不称赞有加，而不是攻击、苛求，以报前怨。

按语

本文主要阐述了刘蔚楚先生对于"如何做一个医生"的看法：

（1）作为一个行医济世的人：一戒好高骛远，一戒尊经泥古，一戒博爱不专。

（2）要尽可能博览群书。多读书，必能找到与自己想法契合的书，看的书越多，掌握的知识就越多，就好像有一本印刷好的书藏在脑中一样。

（3）临证开方时，尽量使用现成的古方，这样更容易对症用药。就算想别出心裁开一个新方，也要在治病审定后，对哪味药作君药，哪味药作佐药，如何制化等成竹在胸，这样才能真正问心无愧。文末提到叶天士和徐洄溪之间的故事，意在说明行医不要对同道及前贤妄加评论。

（唐荣志）

杨公来仪救治虚损垂危记

【原　文】

余少患遗精，将冠，偶患风嗽，痰中带鲜血。中医渐治渐重，转诣香港求大西医，治三月而病将不可为。当时精滑不禁，痰血日多，大便不通，口气秽浊。每日下午约二时，即觉天旋地转，倒卧，眼胞紧闭，力揭不开，须夜深约至一二时，始能张目，视物茫茫，见灶马走，恍如硕鼠狂奔。脑重如压囊，通日只勉咽糜粥两小杯。香港皇家总医生挨厘时、水师总医生佐顿，会群佐合诊，均以"血干不上脑"断定不治。余乃归而待尽焉。

岳家荐一年七十一、香山西门人、老中医杨公来仪。诊毕，公曰：面青唇白，舌色淡滑，脉微而散。脉解以细为阴细，微为阳微，微而且散，则阳气若在天之与日者，失其所矣。阴阳本自互根，而阳为之主。秦越人所谓下损，一损损于肾，由肝而至脾者，此症是也。试观头为诸阳之会，脑为髓海，顶重如压囊，即《内经》所谓头倾视深。五脏六腑之精华，上注于目而为视。两胞为脾外候，遇阴时而紧闭，遇阳时而始开，脾阳之虚象显然。肾受五脏六腑之精而藏之，精滑则肾虚显然。肺痰带血，则虚火上炎，卫行日疾，营行日迟，迫血外溢显然。胃纳将绝，脾虚显然。然而肾者主水，中有一阳寓于二阴之间，命曰命门，为生命大原。肺为华盖，官司治节，大气所由升降，神机所由出入，是传化之橐籥也。胃为水谷之海，脾为胃行其津液，脾不行则胃安能纳？此症必遵《难经》，脾胃为主，执中央以灌溉上下四旁，用方以人参养营汤为最的。不必尽拘于喻公嘉言谓系心脾药，与肺无涉，只在进退权衡得法耳。不观《经脉别论》乎？"饮入于胃，游溢精气，上输于脾，脾气散精，上归于肺，通调水道，下输膀胱，水精四布，五经并行，合于四时，揆度以为常也。"焉有不能上达下输之理？此方陈修园谓与小建中汤同意，更合此症。遂开方，用生北芪六两，白芍二两，台山野参四钱，甜油桂心钱半，於术二两，清炒甘草五分，云苓一两半，油归身、小①熟地各二两，五味子一钱。原方去芎辛窜，今治血药须驯，宜再去志、陈之辛，易以辛而润降之砂仁钱半，勿使耗动；再用布包旧姜灰二钱，引药入血，引血归经；外开鹿茸末二钱另服。家人疑骇，公曰：疏散滋涩已甚，倾国救兵，犹惧不济，奈何疑？吾有实据在。陈修园用归脾汤补脾阴，不用沉腻药，实是运脾濡血。今重用参、芪、白芍、砂、桂，意在于兹。服此，明早当有大便，三日当胃纳少加，方是有效，否则吾亦不必治矣。

从之，次早果得大便，三日加食二三小杯。公乃减白芍，加鹿茸渐至一两，再加炮透附子一两。九日晕眩始减，半月每日已进食二小碗。有时另泡服十灰散一钱。月余痰血无，惟遗精不止。乃熬陈夏六君，以砂仁易陈皮，去滓取胶，每胶一两，配西药房阿芙蓉膏，烧研一钱为小丸，临卧吞三丸，至十丸，遗精亦渐减。有时单用参附、术附、芪附。如参术等一两，则配附子五钱，系遵喻公酌改严公用和分量。有时外感风寒，只取裁于补中益气，张景岳大、小温中饮三方。经三月始能动履，每餐进食至三四小碗。阅七月乃行动自如，不为脑虚高摇所困。第瞳仁②散大，目视纷歧，多用当归补血汤，生芪二两，配归身四钱。另开鹿茸数钱，时加川麝香二三厘以通脑。时用磁朱丸一二钱以交心肾，独多用黑锡丹以镇浮阳。年余，经吞过二十两。凡清阳能上，精血能灌，即可补脑，只不如当归补血汤加鹿茸之由督脉而上之有大力耳，于此可悟。余遵法间服至二十六岁，脏气大转，遂以此身为温热病试验场。余家亲眷，妇科、幼科，则固早资余以实地学习矣。

治病时，公谓每与子谈医，貌动而神不动，得毋醉心科举，抑疑我物孤思伴，人老思传，加以强聒欤？特检张仲景《伤寒论》自序以相示。余亦悟幻泡浮云，性命为宝，皮之不存，毛将安附？悚然受教。公初取陈修园十八种，先讲人体内外之功用、阴阳枢纽之参求。首伤寒，次杂病。论脉与药，取诸《本草求真》（余批此书，并修订诀脉，容再录）。次授王士雄五种，再授孙一奎《赤水玄珠》，为阶级教授法。嘱旁搜群籍，上考经文，于前贤舍短取长，点明使自研究，似大学教授法。惜公年七十五归道山，学仅半途。公末日，余涔涔泪下。公执手谓余曰："子毋然。乘化归

---

① 小：原本作"水"。
② 仁：原本作"人"。

尽，理数难违。子颖悟勤恳，教学相长，常快吾心。道有传人，可以瞑目。尧舜与人同耳，不宜妄自菲薄，子其勉之。"言毕，夜半遂逝，痛哉痛哉。

久而久之，始知陈修园注重伤寒外感，不使留邪，又一切和盘托出，使后学有下手工夫，乃经学家，及善用温热药派之一大结束者也。王士雄圆通谛当，应付时宜，乃温热病家之一大结束，与好用温热药一派，相对待者也。《赤水元珠》[①]，《四库全书提要》评其好讲炉鼎，未免白璧微瑕，而证治脉论明晰，推为第一，乃金元四大家之一大结束，而妇科亦可调剂诸家者也。窃思风劳臌膈为医门第一四大难症，其次五饮，皆喻所长。纵温瘟不分，何伤大德？其论虚劳，尊崇《金匮》，上述《难经》；主治脾胃，下取东垣，推论至疳积、闭经、传尸痨[②]虫，固能真知疗病者。其修改朱丹溪滋阴方、四物知柏汤，条列一派活药，复引陈公藏器加减药法，力避痼痰留瘀蕴虫，真独出手眼者。余谓此症若有外感，治虚劳人，宜法取轻疏也。《难经》论虚损，分阴阳、分上下，元著超超。但《经》所谓阴，与用苦寒滋腻家所谓阴，良有分别。修园谓此时有火，皆龙雷阴火，必宣五脏之阳，方足使太阳一出，阴霾潜消。取及慎柔和尚，去头煎，服二煎，甘淡入脾。与喻公皆漆室中之大明炬，应有千秋。则虚损与痨，似不得从时师相混亦明矣。

再论鹿茸，精华得火则飞。故尚书许公应骙，医名京师，闻其言，宜刮毛入锅，隔水蒸熟，不用火炙，临用多寡，锉为细末，似甚近理。又查朱君玉堂《痘疹定论》，谓鹿茸以茄茸最上，外皮有黄毛，中有一包紫黄色，得之最难收拾。法宜锅烧滚水二大碗，将茄茸泡于滚水中，随即取出，迎风吹之。俟其凉，入原锅滚水中再泡半刻取出，迎风吹之。如是七八次，将茸中之紫血角晒干收之。如不煮泡，即生臭烂。如煮泡不得法，紫血爆破流去。如市售者，四包色黑而坚，中已无茸。云按鹿角解再长，取其血充足者。汪讱庵[③]谓鹿角初生，长二三寸，分歧如马鞍，红如玛瑙者良。茄茸即此种也。朱君所云收拾，自是由鹿顶新取者，当求之关外。余所用乃各省认识著名大参茸庄选定。该庄派工人到寓，刮毛，隔水蒸熟，晒干，

---

① 《赤水元珠》：又称《赤水玄珠》。

② 痨：原本作"劳"。

③ 汪讱庵：明末清初医学家汪昂，字讱庵。

全枝留用。若病家无力购全枝全架，只得向大参茸庄购末用之。南省以茸近角尖一截，紫红色为血片，其中下二截，黄白如炒米色，为沙咀片①，研末亦可取用。茸价已远贵于前，血片更贵于沙咀片。且血片有多有少，每枝不同。果真状如茄子，色浑如玛瑙，即难得之珍品矣。余尝见江西猎者，持有鹿茸一架，谓鹿每年春多合群沿山南游产子，秋则领子北归，往来如鸿燕然，网围而捕之。在南取者曰南茸，其力不及北茸也。（麋鹿茸为补精血最上珍药，故列选法制法、綦详。然有六淫、痰瘀、虫积等病未去者，误服多见胶固难除，须加审察。服时尤忌蒜，荞，猪、鸡、鸭血等破散物。）

以上所述，皆余延寿知医之实导，可呈政于挚友周小农先生。于余惨遭世变，文籍散失，后敦劝追录案著者，是乌可不记，负恩师益友之爱忱耶？遂记之，时年六十有一。

甲子春记于申江遇安斋

再，吾师品谊，有不容尽泯者，其医术多尽力于船人苦力之家，治愈而诣候起居者，络绎不绝，可想见其恫瘝在抱，慈惠在人矣。合并记之。

【简　译】

我年少时患有遗精之疾，将到弱冠之年，偶然患上风寒，出现咳嗽有痰，痰中带鲜血。求治于中医，却越治越重。遂前往香港求治于著名西医，治疗了三个月，病却接近不治。当时我已出现频繁滑精，痰中的血更加明显，大便不通，口气秽臭。每日下午2点左右，就有天旋地转的感觉，此时只能卧床，眼睛都睁不开，往往要到半夜一两点才能张开眼，但是视物模糊，看见灶马虫走动，仿佛是大老鼠在狂奔。脑袋沉重，仿佛有重物压迫，整天只能勉强咽下两小杯稀粥。香港皇家总医生挨厘时、水师总医生佐顿等医生会诊，都认为我血虚不足以供脑，病情危重。我也就放弃治疗，回家自生自灭。

岳父知道我的病情后，推荐中山西门的老中医杨来仪为我诊治，当时他已经七十一岁了。杨公诊察后说：面色青，唇色白，舌质淡滑，脉微且

---

① 沙咀片：原本作"沙片咀片"。

散乱。从脉象上分析，脉细为阴气不足，脉微为阳气虚弱，现脉是微且散乱，可知阳气微弱，犹如天上的太阳已失其所。阴阳是互根互用的，其中阳气尤为重要。扁鹊认为患者的虚损始于肾虚，之后出现肝肾亏虚，由肝及脾。杨公分析我的病正是肝、脾、肾亏虚之症。头为诸阳之会，脑为髓海，头部沉重，犹如重物压迫，如《黄帝内经》所言："头低垂不能举，目下陷而无光。"五脏六腑的精华，都是上注于目，双眼才能视物。眼胞是脾的外候，遇阴紧闭，得阳则能睁开，目前目下陷而无光，是脾阳虚无疑。肾得五脏六腑的精气而藏之，肾虚则精不能固而滑涩无度。肾阳虚于下，虚火上炎则出现咳嗽，痰中带血。营行脉中，卫行脉外，营血为卫气所迫，则血溢脉外。胃的受纳腐熟功能散失，这是脾阳亏虚之象。肾寓元阴元阳，故有命门之称，是生命之源。肺为华盖，主治节，全身气机调畅依靠肺的宣发肃降功能，所以肺是气机升降的枢纽。胃为水谷之海，脾为胃行其津液，脾不行则胃不能受纳腐熟。杨公分析我的症状也是累及脾胃，应如《难经》所言，脾胃位居中央而灌溉四肢百骸，处方人参养营汤最为合适。喻嘉言认为人参养营汤是治疗心脾之药，与肺无关，不可尽信，关键在于使用得当。《黄帝内经·经脉别论》有言："饮入于胃，游溢精气，上输于脾，脾气散精，上归于肺，通调水道，下输膀胱，水精四布，五经并行，合于四时，揆度以为常也。"脾胃健运则津液可上归于肺，下输膀胱。陈修园认为人参养营汤与小建中汤有异曲同工之效。杨公认为人参养营汤更加适合我的病，于是处方：生北芪六两、白芍二两、台山野参四钱、甜油桂心钱半、白术二两、清炒甘草五分、云苓一两半、油当归身二两、小熟地二两、五味子一钱。因担心原方中的川芎辛散走窜，去而不用；入血分的药物当柔和，不宜过于峻猛，便去掉远志、陈皮，改用辛润的砂仁钱半，避免过于耗散；再用布包旧姜灰二钱，起引药入血之效，以引血归经；另用鹿茸末二钱冲服。对于以上用药，我家人甚是惊讶，杨公解释说：疏散配合滋补，目前全力滋补，尚且担心力量不够，不要太过担心。我处方用药有依据。陈修园用归脾汤补脾阴，不用滋腻之品，意在健脾运以生血。现重用人参、黄芪、白芍、砂仁、肉桂，也是此意。用了这剂中药，明早会有大便，三天内胃口会慢慢好转，说明方证对应，药物取效，不然的话，我也束手无策了。

依杨公所言，第二天早上果然有大便，三天内饮食慢慢增加两至三小杯。于是杨公减白芍，将鹿茸末慢慢加至一两，再加用制附子一两。九天后眩晕感慢慢减轻，半个月后每天能进食两小碗。有时会取十灰散一钱冲服。治疗一个多月后，痰中已不见血，但仍会遗精。杨公再以砂仁易陈皮，将陈夏六君汤熬制成膏状，等分为一两一份，配合西药房的阿芙蓉膏，研制成一钱大小的小丸，睡前服用三丸，慢慢增至十丸，遗精也慢慢减少。有时单用参附、术附、芪附方子。如用人参、白术等一两，则配附子五钱，是遵循喻嘉言所言，结合严用和的用法。有时外感风寒，则对补中益气汤及张景岳大、小温中饮三方进行化裁。经过三个月治疗能走路，每餐能进食三至四小碗。经过七个月治疗才行动自如，不再出现脑虚高摇症状。至于瞳孔散大、视物重影，多用当归补血汤，生黄芪二两，配当归身四钱。另用鹿茸数钱，有时加川麝香二三厘以通脑。有时加用磁朱丸一二钱以交通心肾，每每多用黑锡丹以镇浮阳。经过一年多的治疗，服用药丸有二十两。只要能使清阳上荣清窍、精血上注于脑，便可补脑，只是没有当归补血汤加鹿茸由督脉大补清窍来得迅猛。我遵循杨公之法，间断服药至二十六岁，脏腑之气机好转，于是将自己的身体用于为温热病试药。我的亲眷，不论妇科还是儿科，都是找我开方用药，让我得以实践学习。

治病时，杨公说每次与我谈论医学，我都是貌动神不动，莫非我醉心科举，还是在疑心他是因孤单想找同伴、人渐老迈想传授医术，所以对我唠叨不休？他特意将张仲景的《伤寒论》自序拿给我阅读。我读后很有感悟，不再有不切实际的幻想，以身体健康为重。身体不健康，犹如皮之不存，毛将安附？于是我安心接受杨公的教导。杨公最初将陈修园医书十八种作为教材，讲解人体内外各个器官的作用及阴阳五行等。首先强调伤寒，其次是杂病。对于脉诊和中药论述，则选自《本草求真》（我批注了这本书，并修订了脉学的内容，以后再写）。又传授王士雄医书五种，还传授孙一奎的《赤水玄珠》。此为阶级教授法。他嘱咐我多看百家学说，重视经典，研究其中的优势与不足，形成自己的学术感悟。此法类似大学教授法。可惜杨公在七十五岁那年驾鹤西去，他的医术我只学到一半。在他病危之际，我伤心得泪如雨下。杨公拉着我的手告诫道："不要太伤心，生老病死乃人之常情。你既聪慧又勤恳，教学相长，能教导你学习，我也很开心，何况我的经验能传承下去，死也瞑目了。尧舜有开天辟地之功也是常人，你不要妄自菲薄，要虚心向学。"那天深夜，杨公仙逝，痛哉！

我慢慢地体会，才知道陈修园注重伤寒外感，治疗强调不留邪，教导后辈时倾尽所学，使得后辈学到了治疗伤寒外感的真功夫。他是著名的伤寒大家，以及善用温热药的集大成者之一。王士雄思维活跃，对于当时出现的疾病应付自如，是治疗温热病的大家之一。孙一奎所著《赤水玄珠》，《四库全书提要》评论该书喜欢讨论仙丹，这是他的不足之处，但是他的证治脉论清晰明了，被推为第一。他是金元四大家之后的集大成者之一，对于妇科疾病也有涉猎。我认为中风、虚劳、鼓胀、噎膈是四大疑难杂症，其次是痰饮疾病，都是喻嘉言所擅长的。即使没有区分温病与瘟疫，也无伤大雅。他讨论虚劳之病，推崇《金匮要略》，常引用《难经》所言。他治脾胃之疾，效仿李东垣，将理论扩大应用于痞积、闭经、劳瘵，的确是了解劳瘵的医家。他修改朱丹溪滋阴方、四物知柏汤，药物运用灵活，并且引用陈藏器的药物加减之法，避免痰瘀阻滞，导致瘵虫复生，真可谓独具慧眼。我认为此症如果有外感之疾，治疗虚劳之人，用言的当以轻疏为法。《难经》认为虚损当分阴阳、上下。但《难经》所说的阴，不是苦寒滋腻之类的阴。陈修园认为此时的阴是有火，为龙雷之阴火，治疗当宣五脏之阳，犹如太阳一出，阴霾消尽。用法上效法胡慎柔，头煎不用，服用二煎之药，以其甘淡入脾。其见解和喻嘉言一样大有学问，犹如黑夜中的明灯指导后世医家。所以，对于虚损和瘵的认识，不能与当时医家的认识相混淆。

鹿茸值得再细说，如用火灸则精华尽失。礼部尚书许应骙善医术，在京师享有盛名，他认为，鹿茸应隔水蒸熟，不用火灸，用的时候按需锉成细末，其言确有道理。朱玉堂著有《痘疹定论》，他认为鹿茸以茄茸为最好，外皮有黄毛，中间有紫黄色，但是最难处理。应用铁锅烧两大碗沸水，将茄茸浸泡在沸水中，立马取出，迎风吹凉。再放入原来的沸水中浸泡半刻取出，再迎风吹凉。如此反复七至八次，将鹿茸中的紫血角晒干收藏。如果不在沸水中浸泡，很容易腐烂。如果浸泡方法不对，则鹿角中的紫血容易流失。市面上所售鹿茸，多是色黑而坚硬，里面已经无紫血。鹿角会不断生长，应取其中鹿血充足者。汪昂认为，鹿角刚长出两至三寸，形如马鞍，色红如玛瑙者是最好的。茄茸就是这种。朱玉堂炮制的鹿角，新取自关外。我所用的鹿角，来自我认识的各大著名参茸庄。参茸庄会派人拿到家里来，刮去鹿角的毛，隔水蒸熟，整枝晒干待用。患者若由于经济原因不能购买整枝鹿角，只能向参茸庄购买鹿角末。南方各省将鹿角尖部切成紫红色的鹿角片，往下部分呈黄白色，如炒大米的颜色，称之为沙咀片，也可以研磨成粉状服用。炮制后的鹿茸价格远高于炮制前，血片贵于沙咀片。每枝鹿角能制作血片的数量或多或少，不尽相同。如果真有形如茄子、色如玛瑙的鹿茸，那是难得的珍品。曾有一位手持鹿茸的江西猎户告诉我：鹿每年春天会成群沿着群山往南方迁徙并产子，秋天则领子回到北方，如同候鸟一样，往往能用网围猎到。在南方取得的鹿茸称之为南茸，其药力不及北茸。（麋鹿茸为补益精血的最佳良药，所以详列其选法和制法。然而六淫、痰瘀、虫积等病未去者，如果服用麋鹿茸，会导致疾病更难去除，必须仔细审察。服用麋鹿茸时，忌食蒜、荞，猪、鸡、鸭血等破散物。）

　　以上所述，是我自己养病学医的过程，请挚友周小农先生详阅。我因经历变故，所著书籍散失，劝我再写医案书籍者不胜枚举，我不想辜负恩师益友的厚爱，于是在六十一岁时写下以上文字。

甲子年之春写于上海遇安斋

　　我的老师杨公的品德纵使有千言万语也道不尽，他治疗的多是穷苦百姓，平素前来求诊者络绎不绝，他的仁心仁术值得我们铭记。

《遇安斋证治丛录》精解

按语

　　本文可算刘蔚楚先生的传略性文章之一，记录其为何学医、师承为谁。文中的字里行间都透着刘蔚楚先生对于恩师杨来仪的感恩之情，感谢其救命之恩，感谢其毫无保留、倾囊相授的教导之恩。杨来仪的救治，不仅在刘蔚楚先生"余乃归而待尽焉"之时将其挽救，更让他走上医学正道以济苍生。进则救世，退则救民；不能为良相，亦当为良医。刘蔚楚先生的经历，正是对这句话的最好诠释。

　　本文记录了刘蔚楚先生的学医经历，作为医者，特别是中医，感悟更深。中医的学习是漫长而痛苦的，如何学习才能成长更加迅速，是每一个中医苦苦追寻答案的问题。我们可从刘蔚楚先生学习中医的经历中悟得一二。其一，中医经典著作都是古文而非白话文，深厚的古文功底能让学习事半功倍。当下中医院校教育如何在提升中医初学者的古文功底上下功夫，值得大家思考。其二，多读书，读好书，是学习中医的方法之一。杨来仪教导刘蔚楚先生学习中医的方法值得我们思考，其所传授的多为中医经典著作，并"嘱旁搜群籍，上考经文，于前贤舍短取长，点明使自研究"。从后文刘蔚楚先生论述虚劳一证便可知其学识渊博，也印证了其学习效果。刘蔚楚先生更善于用药，以鹿角为例，其对于鹿角的种类、炮制等都有很深的认识。我们常常苦于学习中医不见进步，可能还是平素书读得不够多，知识积累不够，量变才能引起质变啊！其三，多临证。刘蔚楚先生言："遂以此身为温热病试验场。余家亲眷，妇科、幼科，则固早资余以实地学习矣"。他在接受诊治过程中学习中医，还将自己的所学在亲眷身上实践，且不限专科，妇科、儿科均有涉猎。多临证能加深对书本所学的理解，让书本上的知识转化为己用，这是值得我们好好学习的。其四，多记录自己的心得体会。刘蔚楚先生曾经撰写了很多读书笔记，对于《本草求真》"批此书，并修订诀脉"，只是后来"惨遭世变，文籍散失"。即使经历这么多困难，他在六十一岁时仍然"追录案著"，这种精神值得我们学习。

纵观刘蔚楚先生的学习经历，与我的老师赖海标教授所传授的学习中医之法十分切合，老师提倡边读书边临证边写作，称之为"三边"工程，并在我们工作室的微信公众号"赖海标经方医学工作室"上专门开通了"边读书，边临证"专栏。刘蔚楚先生非常感恩老师杨来仪的教导，我也一样，非常感恩老师赖海标教授传授我学习中医之法，引领我走进中医的殿堂。我们更加希望将这些学习中医的方法广而告之，让更多人掌握，从而更好地传承和发扬中医文化。

（曾建峰）

说盲肠炎

为周先生候问丙寅二月说以答之

【原　文】

《内经》曰："脾胃者，仓廪之官，五味出焉。大肠者，传道之官，变化出焉。小肠者，受盛之官，化物出焉。"是生化之重器也。西说则谓食喉到胃，胃形似囊，居于横膈膜下，先左而仰平向右，下接小肠。小肠折叠于胃下脐上，偏右，下接大肠。大肠先起脐间，偏左，共分三回。中曰结肠。结肠将至直肠，先蟠上作一大环，然后直下，名曰直肠。上有盲肠，附于大肠始端，其连附处所，在当脐横量向右约二寸许，再直下约寸许，系其部位，实西医亲手所指定者。谓盲肠虽无功用，而天产如树有骈枝，最易积秽发炎，剧则一夜可溃及大肠，致人之命。其外候必大发烧，痛注盲肠部位，非割不可云。

汉口巨商唐瑞芝翁，在日与先兄悦岩交好。其子静波，与大小儿伯材交好。静波有子，去年在上海大学堂读书，一日忽大烧、腹痛，西医皆断是盲肠炎。请其友牛君惠霖，亦谓此症非速割不可。割开则盲肠已溃及大肠，割洗缝好，仍留一口，每日插管出脓，固静波、伯材所亲见。牛君谓必烧退，能延过四星期，方有把握。后两月治痊。

上海巨商陈辅臣翁之子，今春患此，亦以割痊。诚非割不可矣。但上海检察厅长车君湛清，去年胃滞腹痛逾月，时止时作，痛时不甚发烧，尚能谈笑，能理案。奈西医皆执谓是盲肠炎，车惧欲割，伯材力谏不听，竟入某大西医院，一星期割死。割时禁人看视，死后周身糜烂，惨若凌迟。臂腿肿如大杉，缘开刀昏厥，欲打盐水针，救其心脏停歇。打此者，必破皮找着血管，方可插针。迨打之无效，乱找乱割，故备受惨刑。车君廉隅持正，天胡至此，愚父子以交好而泪洒千行也。

上海人寿保险金星公司协理胡君守廉，体素壮，因公赴汉口，未六日，忽腹痛。西医断为盲肠炎，打七针，限一刀，立死。此昨日接电事也。

内人吴氏，午间尚出门，晚间忽腹痛大吐，舌黄脉弦，痛注腹右脐旁。余用中西上药六七种，尽吐不纳。夜半，直呼吸垂危，速请西医打一针，无效。仅距十分钟，余强西医再打一针，因相距时间太速，晕极。转因昏睡，痛吐稍疏。使非得此第二针，是夜决难暂救。醒后，奈服西药，痛吐复频，烧不退。初四下午，余迫用中国药：旧法夏二钱，软柴胡、知母、鲜竹茹各三钱，苏梗、元胡索、大小蓟各钱半，白芷、香附、乳香各八分，板蓝①根四钱。煎服。一剂烧退慢。初五下午五时，病吐复重，而不大烧。西医又打一针，痛暂缓。初六换请一西医，服西药总无大效。到初九夜半，危险一如初三时。内人自觉腹胀难堪，连日又大便无多，适家藏有灌水洗肠器具，甘愿灌水求泻。余亦以水灌其下，不至伤其中上，遂灌三次，泻下共十二次。先瘀血；中间全是西药，形色具存；后鲜血，并有物结成如龙眼大者七枚，铁锤不破。始痛缓吐稀。

经余自用中国药，通则不痛，迄今可无危险，病状将瘳。当初两西医均疑为盲肠炎，幸初四有中药退烧，西医免了一疑，内人逃了一割。此症实因素有胃肠病，而畏服药，愈积愈久，出外复受时邪，并发则剧。余与两西医非不知应用泻法，惟上吐太甚，虑攻其下而上下洞开，故不敢放手大泻甚矣。

治危重病，当机立断之难矣。夫医者首贵辨症，症辨矣，而用法、用方尚须圆妙相参。减重扶危，全在医者恻隐沉思，存心运用，用而获愈，亦非病机之所可自疗。余学识空疏，而实溯生平，著为治案。往往治病困于危重，有皱眉疾首之万种为难，身受者转痛悯他人，何曾一昂头，一耸目，一张口，一摇笔，便有奇能？可见用法、用方，贵在丝丝入扣。思之得，用之效，责任当然；思不得，用不效，亦只求人己两无憾焉而已。故不特疗治所宜。中西各擅，即中医亦只各有所长，且所长处亦须加以审慎裁制之工夫，否则动滋贻误。余家亲友、师门世谊，历聘绝大有名之中西医，习见大都如是，然后敢发此言。实实非捕影捉风，知有己不知有人，乱作刻狭骄扬之语也。

观于此次内人，疗治费诸多曲折，今幸将愈，自必非定要剖割之盲肠炎，只是大肠内膜发炎。再观于现任交通部参事、堂侄展超之胞妹，适陈姓，本年正月，颈左结一大痰核，斜贯于胸，肿痛甚。西医均谓不速割，

① 蓝：原本作"篮"。

毒贯至乳房必死。幸侄婿陈荣昌不肯，易中医，不十日，肿痛渐宽，现治效已收其过半。苟剖割，不将蹈车厅长之覆辙耶？

若周小农先生屡问中西药可否合用，则中西药断断不可率意合用，虑有相反，引起化学作用以生变。即同日兼服，亦一定要间开时候。乃余历受大西医，当面叮咛告诫者。若欲详考，何妨再向诸大西医、化学师虚心领教耶？更有剧烈西药，服之必有一定时间节度。余胞侄婿何铎宜，居澳川，病胃痛，剧则中医无效，得香港英医治止，而时发。豫制药水，一玻璃瓶，瓶有格线。切嘱其痛时只服一格，必过三小时，方可再服。民国三年，腊尽守岁，夜十时，胃忽剧痛，嘱其妾取药服一格，痛缓思睡。仅距一小时，嘱妾再取一格，服毕偕寝。夜深妾醒，摸手腥湿，开床头电关一照，铎宜五孔流血，沾及衾褥，大惊疾呼。人集则见其形同鬼怪，不知死在何时矣。此类事时有，不诚大可鉴戒也耶？至针有多种，但以止痛针论，苟药力过重，或人体太弱者，受不起，即以麻醉倾其大命。去年苏州富人请德医为其子补缺唇，先打一防痛针，针甫拔，体立僵。富人以德医生生针死其子，控于官。伯材充当律师，曾为涉理。可见症之合割与否固要审详，而打针亦自不宜孟浪。

以上皆眼前实事，毫非吮掇之谈。西医长日说盲肠炎，使余亦要说盲肠炎，而又类及他事者，俾知人病皆应有择医之常识耳。

【简　译】

《黄帝内经》说："脾和胃主司饮食的受纳和布化，是收藏粮食的地方，五味的营养靠它们的作用而得以消化、吸收和运输。大肠是传道之官，可将糟粕以粪便形式排出体外。小肠是受盛之官，承受胃中下行的食物并进一步分化清浊。"它们是人体运行的重要脏器。西医说食物通过食道到达胃，胃形状如囊，在横膈膜的下方，胃的入口处于腹腔左侧，横着向腹腔右侧延伸，连接小肠。小肠呈折叠状，位于胃的下方、肚脐的上方，在腹腔偏右边，连接大肠。大肠起始于肚脐中间，在腹腔偏左边，分为三个部分。中间部分叫结肠。结肠快到达直肠时先向上绕一个大环，然后向下走。直下的部分叫直肠。直肠的上方有盲肠，在大肠的起始部位，位于与肚脐齐平的右侧约二寸，再向下约一寸的地方，这是西医认可的位置。就像树木有多余的枝条一样，盲肠虽然没有功能，但是最容易积聚肮脏的东西并受到感染。若病情发展迅速，可一夜之间致大肠溃烂，要人性命。盲肠发炎的症状必有发热、疼痛剧烈，必须开刀切除才能解除病痛。

汉口有一巨商，名叫唐瑞芝，在世的时候与先兄悦岩相交甚好。唐瑞芝的儿子静波，与我的大儿子伯材相交甚好。静波有一个儿子，去年在上海大学堂读书时，有一天忽然高热、腹痛，去看西医，诊断为盲肠炎。请他的朋友牛惠霖来看病，也说这病要立即手术切除盲肠才能治愈。手术时发现盲肠已溃烂，波及大肠，便切除盲肠，冲洗腹腔，缝好切口，腹部留有一条引流管，每天将脓液引出。这些都是静波和伯材亲眼见到的。牛先生说发热消退后，若能顺利度过四个星期，方有把握治愈。后来用了两个月终于治愈。

上海巨商陈辅臣的儿子，今年春天也患此病，也是手术切除盲肠后治愈。看来盲肠炎确实是非手术不可。有一个名叫车湛清的上海检察厅厅长，去年胃滞腹痛，发病超过一个月，时止时作，痛时发烧不明显，尚能谈笑，能审理案件。西医都坚持认为是盲肠炎，车先生很害怕，想去做手术切除。伯材全力劝说车先生不要手术，但他不听劝阻，最终到某大西医院住院，切除盲肠一个星期后病死。车先生手术时禁止外人探视，死后全身糜烂，惨烈之状如凌迟处死一样。他手臂、大腿肿胀如大杉木一样，原因是手术开始时车先生就昏迷了，心脏骤停，医生想给他输液救治。而输液打针，需要先刺破皮肤找着血管，方可进针。由于打针时找不着血管，乱扎乱割，故备受惨刑。车先生平时品行端正，上天却这样对他。我父子因与他交好，听闻后不禁泪洒千行。

上海人寿保险金星公司的经理助理胡守廉，身体向来强壮，出差到汉口，不到六日，突然腹痛。西医诊断为盲肠炎，打了七次针，做了一次手术就死了。这是我昨天在电话里听到的事。

有一年初三，我妻子吴氏中午还出过门，到了晚上，突然腹痛大吐，舌黄脉弦，疼痛的地方在肚脐旁右侧腹部。我用了上好的中西药六七种，妻子服药后全部吐了出来。到了半夜，妻子性命垂危，我立即请来西医打了一针，但无效。仅过了十分钟，我强求西医再打一针，因两针相距时间太短，妻子打完第二针后头晕得厉害，很快就昏睡过去，腹痛、呕吐稍减少。若不是打了第二针，当晚恐怕难以救回性命。妻子苏醒后服用西药，腹痛、呕吐仍反复发作，发热不退。初四下午，我迫不得已使用中药，用药如下：旧法夏二钱，软柴胡、知母、鲜竹茹各三钱，苏梗、元胡索、大小蓟各钱半，白芷、香附、乳香各八分，板蓝根四钱。煎服。妻子服用一剂后发热慢慢退去。初五下午五时，又反复腹痛、呕吐，发热则不明显。请西医又打了一针，腹痛暂时缓解。初六改请另一名西医，服用西药后仍未见大的效果。到初九深夜，病情危险的程度就如初三那天一样。妻子觉得腹胀难忍，连续几日未解大便，刚好家中备有灌肠的器具，希望通过灌肠通便。我也认为用水灌其下，不至于伤其中上，于是灌肠三次，泻下共十二次。泻下的先是瘀血；中间的全是西药，形色具存；最后是鲜血，还有龙眼大的硬物七枚，用铁锤锤之不破。妻子泻后，腹痛、呕吐开始慢慢缓解。

按照我行医的经验，结合"通则不痛"的中医理论，妻子的病情应该不会再有危险，现在的症状也确实在慢慢好转。当初所聘请的两名西医都怀疑我妻子是盲肠炎，幸好初四那天使用中药退烧后，西医以为盲肠炎症状已缓解，妻子才躲过了手术。妻子平素有胃肠病，而她惧怕服药，故愈积愈久，初三那天外出时又感染时邪，外邪里积一起发作，病情马上加剧。我和那两名西医并不是不知道应该用灌肠泻下的办法，只是妻子吐得太厉害，考虑到灌肠攻其下而上下洞开，更容易耗伤正气，所以不敢大胆使用此方法。

治疗危重病，医生要当机立断明确治疗方案，确实不是一件容易的事情。看病最重要的是辨证准确，用法、用方也需要圆妙相参。减重扶危，全在医生的恻隐之心和认真思考，用心运用所学，才能治愈患者的疾病，也不是所有的疾病医生都有把握治疗。我学识疏浅，回顾自己的行医生涯，也只能写下这些医案。治疗危重病的时候，我也曾束手无策，也有皱眉头痛的时候。我亲身经历过重病，所以怜悯患者，哪有一抬头，一动眼，一张口，一摇笔，就能拥有治病的神奇能力呢？可见用法、用方，贵在丝丝入扣。经过认真思考得来的方药，用之有效，这也是医生的责任所在；经过认真思考却想不到恰当的方药，用药后也没有效果，就只能安慰自己已问心无愧。治病不能只治疗自己所擅长的疾病。中西医各有所长，即使是中医各学派，也各有所长。就算是治疗自己所擅长的疾病，也需要加以审慎裁制，否则容易误事。我的家人亲友、同门世交，延请的大多是著名的医生，我见到的大多也是这样，所以才敢这样说。确实不是捕风捉影、自以为是、乱作刻狭骄扬之语。

我妻子这次犯病，治疗过程中有许多曲折，幸运的是如今即将痊愈。

我认为她肯定不是非要手术才能治愈的盲肠炎，只是大肠内膜发炎。现任交通部参事、我堂侄展超的胞妹，嫁给姓陈的人家，本年正月，她颈部左侧长了一个大痰核，斜贯胸部，肿痛得厉害。西医都说如果不赶快手术，毒邪一旦贯通至乳房，必死。幸好侄婿陈荣昌不同意手术。后改看中医，不到十日，肿痛慢慢缓解，现在病情已经好了一半。如果手术，不就要重蹈车厅长之覆辙吗？

周小农先生屡次问我中西药可否合用，我认为中西药断然不可随意合用，应考虑到如果药效有相反的作用，合用会引起药物之间的化学反应，导致新的病变。即使确实因病情需要必须同一天服用，也一定要间隔开时间。这是大西医当面叮咛告诫过我的。如果要详细考证，不妨再向各大西医、药师虚心请教。还有药效剧烈的西药，服药一定要有时间和剂量限制。我的胞侄婿何铎宣，住在澳门，患有胃痛，疼痛剧烈时看中医无效，经香港的英国医生医治后，胃痛得到控制，但仍不时复发。给他服用的药水装在一个玻璃瓶内，瓶上有格线刻度。西医千叮万嘱其胃痛时只服一格，必须过三小时后才可再次服用。民国三年守岁之夜，晚上十点，何铎宣忽然胃痛剧烈，他叫小妾拿来药水，服用一格后，胃痛缓解，想要入睡。仅过了一小时，他又叫小妾拿来药水，服用一格。服下药水后，两人都去睡觉了。半夜小妾醒来，手触摸到腥湿，打开床头灯一看，何铎宣五孔流血，沾湿了衣服和被褥。小妾受惊吓大声呼喊，众人来后，看到何铎宣死状如鬼怪一样，不知什么时候已断气。这种事情时常发生，应引以为戒。西药针水有许多种，使用止痛针，如果药力过重，或身体太虚弱，用了后会立即像被麻醉一样，有可能要其性命。去年苏州有一富人，请德国医生为其儿子修补缺唇，先打一止痛针预防疼痛。针刚拔出，他儿子立即僵死。富人认为是德国医生打的这一针导致他儿子死亡，于是告到官府。伯材充当律师，曾经办理过此事。可见患病是否需要手术固然要仔细审察，打针也不应轻率而为。

以上所述，都是我亲眼所见，并非空穴来风。西医经常讨论盲肠炎，我也想谈谈对盲肠炎的看法，却不知不觉又谈及其他的事。我这样做，只是想让人知道，患病应有看病择医的常识。

本文主要有以下特点：

（1）文中主要论述了西医所称盲肠炎（即今所说阑尾炎）的发病特点及治疗方法（"非割不可"）。前两个病案引出了西医观点——患阑尾炎非割不可：汉口巨商唐翁之孙、上海巨商陈翁之子均患阑尾炎，经西医手术切除治愈。紧接着列举两个腹痛案：上海检察厅厅长车先生案、上海人寿保险金星公司经理助理胡先生案，经西医诊断为阑尾炎，手术后均死亡。用正反事例论证了作者的观点：并非所有的腹痛都是阑尾炎，并非所有的腹痛都需要手术。

（2）文中详细记录了作者妻子腹痛案的治疗过程之曲折。先是被西医误诊为阑尾炎，经使用西药效果不佳，后被迫使用中药退热。退热中药处方为：旧法夏二钱，软柴胡、知母、鲜竹茹各三钱，苏梗、元胡索、大小蓟各钱半，白芷、香附、乳香各八分，板蓝根四钱。煎服。从处方中可见，作者给其妻子用药是比较轻的，最大量的板蓝根才四钱，而柴胡用量才三钱，这与其他病案中对高热患者大剂量使用柴胡明显不同。是因为其妻子体质虚弱，不适用大剂量峻猛药物，还是因为患者是其妻子，故用药比较谨慎呢？值得进一步探讨。同样，处方中加入了不少活血化瘀、消肿止痛的中药，如乳香、香附、元胡索、大小蓟等，也值得我们在治疗湿热瘀滞型腹痛病例时借鉴。其妻子服用中药后热稍退，说明就算是危重病例，只要辨证准确，中药也能发挥奇效。之后其妻子病情反复，最后经使用灌肠通便法后治愈。这进一步论证了作者对腹痛病的治疗观点：并非所有的腹痛都是阑尾炎，并非所有的腹痛都需要手术，"症之合割与否固要审详"。由此引出作者作为医生对看病的体会：一是"医者首贵辨症"。二是"用法、用方，贵在丝丝入扣。思之得，用之效，责任当然"。三是"不特疗治所宜。中西各擅"。

（3）作者通过回答好友周小农提出的问题，意在说明自己对中西药能否合用、需如何合用的看法。文末记录了两个使用西药过度导致死亡的案例，意在说明是药三分毒，用药需谨慎，切勿过量过猛。

（唐荣志）

徐洄溪医案批按一

【原　文】

苏州沈母，寒热痰喘，大汗不止。一名医谓将亡阳，用参、地、姜、附。徐俟其去，乃入诊，脉洪大，手足不冷，喘汗淋漓，教以买浮小麦半合、大枣七枚，煎服。汗止，为立消痰降火之方，二剂而安。徐曰：亡阳亡阴，相似而实不同。一则脉微，汗冷如膏，手足厥逆而舌润；一则脉洪，汗热不粘，手足温和而舌干。但亡阴不止，阳从汗出，元气散脱，即为亡阳。然当亡阴之时，阳气方炽，不可即用阳药，宜收敛其阳气，不可不知也。亡阴之药宜凉，亡阳之药宜热。一或相反，无不立毙。标本先后之间，辨在毫发，乃举世无知者，故动辄相反也。余按：亡阴不止，阳从汗脱，以参、附救醒，即宜救阴。喻公嘉言治沙宅小儿一案，所谓阳回之后，宜以六味地黄汤，补阴以配阳，断无不愈，即此义也。但参、附回阳，或径进补阴，或兼用补阴，或宜轻清通络透邪之药，治无一定。如洄溪谓，翻胃由痰火上逆，膈症由胃液干枯，但翻胃亦有由寒饮，膈症亦有由痰、由瘀、由虫，由胃管、胃膜、胃底变动种种。余向持《易经》行健不息之旨，最重气字，最慎腻药，次太酸敛。然余年少时，治黄字经兄令叔，久病吐水，卧床不起，舌白，脉浮而数。真是膈病，由肾水上泛，余用六味地黄汤，加香、砂、陈、夏，两剂无效。一老医用水煮化阿胶二两炖鸭，十只而痊，得阿胶滋阴沉降之力也。学识未到，执一鲜通。自此后，余遂知所戒矣。

【简　译】

苏州沈氏母亲，寒热痰喘，大汗淋漓。一名医诊为亡阳证，认为要用人参、熟地、干姜、附子。徐洄溪看后认为，患者脉象洪大，手足不冷，咳喘，大汗，认为属亡阴证而非亡阳证，指引患者家属购买浮小麦半合、大枣七枚，煎煮服用。患者服药后不再大汗，再给她开了消痰降火方药，服两剂药后就好了。徐洄溪说：亡阳证和亡阴证的临床表现，有时难以分辨，但其根本病机是不同的。亡阳证脉微细，出汗冰冷如膏，手足厥冷，舌质润；亡阴证汗热不黏手，手足温，舌质干。如果亡阴证不止，阳随汗泄，元气散脱，就会转为亡阳证。但表现为亡阴证时，阳气旺盛，不可马上用阳药，应当收敛其阳气，这是医生应该知道的。治疗亡阴证宜用凉性药物，治疗亡阳证宜用阳性药物。一旦用反了药，将会危及患者生命。辨证在于微细之间，疾病的主次本末先后要分清。我认为，亡阴证不止，阳气随汗外泄，当以人参、附子救急。喻嘉言治疗沙宅小儿一案，认为阳气回升后，宜用六味地黄汤，在补阴的同时配伍补阳药，没有治不好的，就是这个意思。但用人参、附子回阳后，可以全用补阴药，可以兼用补阴药，也可以用轻清通络透邪的药，治疗方法不是一成不变的。正如徐洄溪所说，翻胃是痰火上逆所致，膈证是胃液干枯所致，但翻胃亦有由寒饮引起，膈证亦有因痰、瘀、虫，或胃管、胃膜、胃底种种变化所致。我一向秉持《易经》行健不息的宗旨，重视气机流畅，首先是慎用黏腻药物，其次是慎用太过酸性收敛的药物。我年轻的时候，曾治疗黄字经先生的叔叔，其病史较长，呕吐水样物质，卧床不起，舌苔白，脉浮数。我当时考虑是肾水上犯引起的膈证，治疗上用六味地黄汤加木香、砂仁、陈皮、半夏，服用两剂未见效果。后请来一老中医，将阿胶二两用水煮化后炖鸭子，借助阿胶滋阴沉降之力，服用十次以后病就好了。我学识不足，不懂得变通，自此之后引以为戒。

按语

　　徐洄溪是清代名医，对亡阴、亡阳二证辨别精准。亡阴证与亡阳证，来势猛，变化快，病情凶险，属于急重症，应该重视。亡阴与亡阳的临床表现，除原发疾病的各种危重症状外，有可能合并汗出。但亡阴之汗，汗热不黏，兼见肌肤热、手足温、口渴喜饮、脉细数疾而按之无力等阴竭而阳极的症候；亡阳之汗，大汗淋漓，汗凉而黏，兼见畏寒倦卧、四肢厥冷、精神萎靡、脉微欲绝等阳脱而阴盛的症候。中医理论认为，阴阳是互根的，阴液耗竭则阳气无所依附而散越，阳气衰竭则阴液无以化生而枯竭，所以亡阴与亡阳的临床表现，有时难以截然区分，还可能随着时间推移迅速转化，相继出现，只是有先后主次的不同而已。亡阴与亡阳的治疗都以扶正固脱为主。亡阴者，应益气敛阴、救阴生津，大补元气以生阴液而免致亡阳，常用方有生脉散；亡阳者，应益气固脱、回阳救逆，常用方有独参汤、参附汤等。

（陈星谕）

徐洄溪医案批按二

【原　文】

观察毛公裕，年届八旬，素有痰喘，病因劳大发，俯几不能卧者七日。此上实下虚之症，用清肺消痰饮，送下人参小块二钱，二剂而愈。盖下虚宜补，但痰火在上，补必增盛，惟作块则参性未发，而清肺之药已得力，过腹中而参性始发，病自获痊。王士雄谓"参不入煎，欲其下达，与药丸嚼化，欲其互恋，皆有妙义，用药者勿以一煎方了事"云。

余按：丸不嚼化，送以药水，则丸之力亦至下而始发。喻公嘉言治胡太封翁，高年寒疝，用姜附末为丸，以治下寒，用参苓末为衣，不伤脾胃，此亦一法。至于先煎雄烈厚重诸品，后煎所兼苦寒药，亦可清上温下。又病有宜汤、宜饮、宜丸、宜散，宜早暮服，法各不同。阳药夜服者，从阴引阳。阴药日服者，从阳引阴。及外治，宜熏、宜蒸、宜拓、宜洗、宜膏敷散贴，亦各不同，均有法度，违则病不能除。故洄溪谓此等法，学者皆宜深考也。

【简　译】

患者毛裕，年届八十，向来有痰喘病，本次发作因过劳而加重，几乎只能俯于案几，不能平卧床上，已有七天了。这是上实下虚证，方用清肺消痰饮，就着二钱小块人参吞服，服用两剂就痊愈了。此病的根本在下部有虚，应当补益，但上部合并有痰火，如果补益不当就会加剧病情。块状人参药效不容易吸收，就着清肺消痰饮服下，通过腹中消化，人参的药效才开始慢慢发挥。如此一来，上部痰火得消，下部虚弱得到补益，清上补下，疾病自然就痊愈了。王士雄说："人参不加入其他药中一起煎煮，是想让它到达下部才发挥药效，这和药丸的含化疗法，使其专门作用于上部，有着相似的微妙机理。用药者不能只开一张煎煮药方就算了事，而不加以考量。"

我已验明，药丸不含化而用汤药送服，那么药丸的功效也是到下部才会开始发挥作用。喻嘉言在治疗患有多年寒疝病的胡太封老先生时，以干姜、附子研粉做成药丸核心，来治疗下部寒证，以人参、茯苓研粉做成药丸外壳，来防止脾胃受损，这也是与药性相关联的一种治疗方法。至于先煎煮雄烈厚重类药物，后煎煮苦寒类药物，可起到清上温下的治疗效果。此外，不同的疾病，有的适宜服用汤饮，有的适宜服用丸散，有的适宜早服，有的适宜晚服，方法各不相同。夜服阳药，可从阴引阳，日服阴药，可从阳引阴，以求药力循序渐进地发挥。需要使用外治法的疾病，有的适宜熏蒸，有的适宜擦洗，有的适宜膏敷散贴，方法也不尽相同，但都有一定规律，违背了就不能治愈。所以徐洄溪认为上述这些方法，学医之人都应该深入探究。

按语　　本文通过一例上实下虚的支饮病案，重点探讨中药方剂的剂型、煎煮方法、服用顺序对治疗效果的影响。根据不同病情，灵活应用各种服药方法，对发挥中药疗效是十分重要的。如文中记载，上部有痰火，下部有虚，治疗宜清上补下，先服清肺消痰饮清上部痰火，再吞服块状人参，待其被慢慢消化吸收，发挥药效。汤剂煎煮方法也有讲究，久煎的走下焦，后下的走上焦。治疗不同的疾病可选择不同的剂型，如汤剂、丸剂、散剂等，不可拘于汤剂一项。

（陈星谕）

徐洄溪医案批按三

【原　文】

平望镇张瑞五，素有血症。徐托其办事，乡城往返，因劳瘁而病大发，遂别回镇。时徐始修合琼玉膏，未试也，赠以数两而别，自此未再通音问。他年镇有延徐者，出前方，问何人所写，则曰张瑞五。问何在，曰现在馆桥之右。即往候之，精神强健，与昔迥异。自述服琼玉膏后，血不吐而嗽亦止。因涉猎方书，试之颇效，聊以助馆谷所不足耳。徐遂导以行医之要，惟在存心活人，小心敬慎，择轻淡切病之品，俾其病势少减，即无大功，亦不贻害。若欺世徇人，乱投重剂，一或有误，无从挽回。病家纵不知，我心何忍？瑞五深以为然，遂成一镇名家，享年七十以外。王士雄谓行医要诀，尽此数语。所谓"以约失之者鲜"，学者勿以为浅论云。

余按：治病有症、有因、有理、有法，而后有方药。猛烈大剂，有时亦不得已而用，惟不宜欺世沽名，放胆浪用，庶为仁术而慊天良。徐、王数语，真仁人之言。医者果不敢自伤其德，戏人于死，切勿藐其言为卑浅为要。至于外现五绝及风劳膨膈等内脏已坏者，法在不治，否则虽久重极危之病，合法对药则生，背法误药则死。当其时，务持喻昌[①]不忍弃之心，任谤任劳，悉心图救，救之无术，人与我皆无憾也。若思之思之，思之不得，鬼神告之，未必无妙悟之环生。及其愈也，医者不得自耀为神奇，活人其责任也。

惟病家亦必须信任不疑，俾医者尽其能力，其实也。得医则生，失医则死，非病机自疗可以掩饰也。观于乌镇莫秀东，患奇病，痛始于背，达于胸胁，昼则饮食如常，暮则痛发，呼号彻夜，邻里惨闻。治五年，家资荡尽，欲自缢，其母怆急，亦欲赴水死，其戚怜而引至徐家求治。徐曰："此瘀留经络也。"因谓其子爔曰："此怪病也，广求治法以疗之，非但济

---

① 喻昌：明末清初医学家，字嘉言。

人，正可造就己之学问。"因留于家，用针灸、熨拓、煎丸之法，无所不备。痛渐轻渐短，一月而愈，莫感谢不置。徐曰："我方欲谢子耳。凡病深者，须尽我之技，而后奏功。今人必欲一剂见效，三剂不验，则易他医。子独始终相信，我之知己也，能无感乎？"徐说固实话也。

以上余曾记于发撼所见录者，尚忆此三条，补记于此。

【简 译】

平望镇的张瑞五，平素患有吐血病。有一次，徐洄溪托他帮忙办事，他奔波往返于城乡之间，因太过劳累，吐血病突然大发作，于是返回平望镇治疗。当时徐洄溪刚制作了琼玉膏这种药，尚未在患者身上试用过，看到张瑞五比较对症，于是赠予他数两琼玉膏后就道别了，此后二人未再通音讯。几年后，平望镇有人请徐洄溪看病，把之前服用的药方给徐看，徐问是什么人开的，患者说是张瑞五。又问他人在哪，患者说在馆桥右侧。徐洄溪当即便去拜访，只见张瑞五精神强健，与从前大不相同。张瑞五自述，服用琼玉膏后吐血病痊愈，咳嗽也停止了，因此广泛地阅读医药书籍，学以致用来帮助患者，取得了不错的效果，于是聊以行医补贴家用。徐洄溪教导他，行医的要紧之处，在于全心全意救治患者，要小心谨慎，尽量选择既对症又安全的药物。这样一来，就算病情好转不大，未能治愈，也不会祸害患者。如果欺世盗名，胡乱使用大剂量或药性凶猛之药，一旦有失误，就无从挽回了。纵使患者家属不知道个中原委，我们又怎么能忍心看到这种情况发生呢？张瑞五对此非常认同，经过一番努力，最终成为平望镇的名医，享年七十多岁。王士雄认为，行医的要诀尽在以上寥寥数语之中。正如孔子所说："因为约束自己而犯错误的，这样的事很少发生。"学医之人不应该小看这个道理。

我诊治患者，会先探求病因、病理，据证拟定治疗方法，最后才是开方。对于药性猛烈、剂量超大的方药，我也是不得已才会使用，不可以为了名利而胡乱使用，如果因误治导致患者不测，那就有愧于天地良心。徐洄溪和王士雄的真知灼见，可谓医者仁心。行医之人万万不能不守医德，糊弄患者，甚至害死患者，切忌藐视这些看似粗浅的观点。至于外现五绝以及风劳膨膈等内部脏器衰竭的疾病，按理来说是不治之症。如果是其他病证，即使是久重极危的疾病，对症用药就有救活的可能，用错药则会导致死亡。在危急之时，医生务必抱持像喻嘉言那样的不忍放弃之心，任劳任怨，全力挽救患者。即使没能成功，彼此也不会留下遗憾。遇到难治的疾病，经苦思冥想，有可能会悟出救命良方。治愈患者后，医生不能自我夸耀，说自己医术如何高明，因为治病救人是医生的责任。

只有患者对医生深信不疑，医生的能力才能最大限度地发挥出来。得到正确的医治就能痊愈，得不到正确的医治就无法痊愈，这不是患者依靠自身免疫调节可以做到的。乌镇的莫秀东，身患奇病，先是背部开始疼痛，逐渐传到胸胁。白天饮食如常，入夜就开始疼痛发作，疼得整晚呼号，其惨况邻里皆闻。治了五年，家财耗尽，但这病还是没治好。患者想悬梁自尽，其母亲也想投水自杀。亲戚可怜他，就把他带到名医徐洄溪家中，恳求治疗。徐洄溪说："这是瘀血阻塞经络导致的。"他对儿子徐爔说："这是一种怪病，需要采用综合疗法来治疗，这个过程不仅是在救人，也可以锻炼你，让你的学问更进一步。"于是他把患者留在家里，用针灸、熨拓、煎丸等多种方法来治疗。患者疼痛渐轻，发作时间渐短，过了一个月就痊愈了，为此感激不尽。徐洄溪说："你这么相信我，我要感谢你才是。凡是疑难重症，一定要想方设法，尽己所能，才有可能奏效。现在有些患者要求医生一剂见效，如果三剂还没有效果，就会换其他医生。你从始至终相信我，是我的知己啊，我怎能不感谢你呢？"徐洄溪可谓实话实说。

上文是我根据见证者的经历增删修改所写，还记得这三条，补充记录在此。

按语

本文主要有以下特点：

（1）介绍琼玉膏治血证的功效。徐洄溪的《洄溪医案·吐血》言，琼玉膏为治血证第一效方。然而它的合成方法颇难。方中不必用人参，用参须即可。生地不要用干地黄，以浙中所出新鲜生地打汁为好。

（2）展示徐洄溪的高超医术。莫秀东身患奇病，白天一如常人，一到晚上就胸背剧痛，整晚呼号，治了五年，毫无好转，家财耗尽，意欲自尽。徐洄溪一见即看出病根在瘀血阻塞经络，不通则痛。他让患者住在自己家里，叫儿子亲自为患者治疗，尝试了各种治疗方法，效果很好，一个月就治愈了。由此可见，徐洄溪医术高超，辨证精准，方法有效，值得我们借鉴。

（3）弘扬徐洄溪的高尚医德。徐洄溪治愈危症重病后，非但不居功受谢，反而感谢患者的信任。他不仅把患者的疾苦放在首位，精心治病，而且谦虚诚恳，不以医术自矜，真正体现了大医风范。如此对待患者，可谓赤诚，较之处心积虑求名图利的医者，有天壤之别。

（陈星谕）

经典医案

风温顺传胃腑案

【原　文】

欧阳可经姻兄之母刘氏，年六十外，住广东香山县。

欧阳太姻母，气体素强，春末偶感风热，喉痒作嗽，适值喜筵，饮食肥腻，遂胸翳作痛。医者或柴葛楂①朴，或补中益气，或四物芩连。后医自谓叶、王正派，投以元参、沙参等润药，病至昏瞆，直书宜速办后事，聊尽仁人孝子无已之心。姻兄惶急求治，辞不获已，乃往。

病者僵卧于床，诊之，脉果不至，然察其色沉滞，唇裂，强开其口，仅见舌尖，枯燥深黄，呼吸俱粗，偶作嗽声，如在瓮中。问其二便，小水仅通，不更衣者过二十日。余曰："此风温兼食滞，顺传胃腑，胃家实也。"叶氏固谓温热有伏邪，由内而出，有时邪由肺而受。外受者传心胞为逆，传阳明为顺，而热入阳明者为独多。阳明者，两阳合明。温热之邪，易与阳明之热相搏，其人必恶热，不恶寒，热邪已传入里，勉筹救治，惟大承气汤，先通胃腑，胃通庶有希望耳。方用厚朴三钱，炙枳实二钱。水三碗，先煎二物，去滓，留水一半。内酒洗大黄四钱，煮至水一碗，去滓。内研细芒硝二钱，煎一二沸，服。邹润安引柯氏之说解释各承气汤，曰《本经》首推大黄通血，再以《六微旨大论》"亢则害，承乃制"参之。则承气者，非血如何？夫气者，血之帅，故血随气行，亦随气滞，气滞并波及于血，于是气以血为窟宅，血以气为御侮，遂连衡宿食，蒸熇津液，悉化为火。此时惟大黄能直捣其巢，倾其穴，气之结于血者散，则枳朴遂能效其通气之职，此大黄所以为承气也。服之，果大便得下。次日再诊，起坐于床，脉现浮数有力，舌苔②略润。余曰："下后津液得存，脉症如此，邪宜外解，上求诸疏达肺气，其可乎？"方用苏梗、前胡、甜桔梗各二钱，面炒枳壳钱半，甘草六分，莱菔子二钱半，另加芒果核二枚。此即

---

① 楂：原本作"查"。
② 苔：原本作"胎"。

参苏饮去参、陈、苓、夏、干葛、木香，加莱菔子、芒果核，疏达兼以清消也。三日后，脉转长大，作渴，有汗。以竹茹二钱，鲜杷叶三片，建兰叶三钱，紫背天葵钱半，丝瓜络、谷芽、郁金各二钱，知母四钱等，渐入生石膏，由四钱至两许。约半月后，竟不用补而痊。可经姻兄方建筑大厦，少缀园林，拟奉萱堂，迁居颐养。未落成而太姻母病危，情尤惶急。迨病痊迁入，安处至二十年，已度八十余岁矣。

【简 译】

姻兄欧阳可经的母亲刘氏，六十岁开外，居住在广东香山县。

刘氏平素气壮身强，春天将结束时偶感风热，喉痒咳嗽，后又参加喜宴，饮食肥腻，餐后出现胸闷作痛。请医生诊治，用药或柴胡、葛根、山楂、厚朴，或补中益气，或四物芩连，皆无疗效。再请一医，自称是叶天士、王孟英门派，使用元参、沙参等凉润药物，非但无效，还使患者渐至昏迷，并让家属赶快准备后事，以尽孝心。欧阳可经惶急之中恳求我诊治，我推辞不掉，只好上门。

患者僵卧在床上，脉搏摸不到，面色晦暗，嘴唇干裂，强开其口，也仅见枯燥焦黄的舌尖，呼吸俱粗，偶有咳嗽，咳嗽之声如在瓮中。大小便情况是：只有小便，大便已有二十日未解。我分析道："这是风温兼食滞，温热之邪顺传胃腑，形成胃家实，也就是阳明腑实证。"叶天士虽然说过温热病有伏邪，从内向外发病，但有时邪气是先从肺侵入的。从外染病而传心胞为逆传，传阳明为顺传，热邪进入阳明胃而发病的情况是最常见的。阳明者，两阳合明。温热之邪与阳明之热两阳相搏，患者症见只怕热，不怕寒，说明热邪已传入阳明之腑，可用大承气汤先通阳明之胃腑，清泄胃腑实热后才有好转的希望。方用厚朴三钱，炙枳实二钱。用三碗水先煎二物，去掉药渣，留一半水，再放入酒洗大黄四钱，煮至一碗水左右，去掉药渣，最后放入研细的芒硝二钱，再煎一二沸，适温服用。邹润安引柯韵伯之说解释各承气汤，说《神农本草经》首推大黄通血，又引用《六微旨大论》中的"亢则害，承乃制"来解释承气汤命名。"承"乃承载之意，即气由血来承载。气为血帅，血为气母，气行则血行，气郁则血滞。气以血为家宅，血以气为驾御。大黄既能入气分，又能入血分。对于阳明腑实证，唯有大黄能直捣其巢穴，既能通腑以泄气分之热，又能凉血以清血分之热，使气热与血热分离，便于枳实和厚朴发挥其行气之职，这就是大黄可承气的原因。服药后，患者大便通了。次日再诊，患者能起床了，脉搏转为浮数有力，舌苔略润。我解释道："攻下后津液得存，脉症如此，邪气宜从外解，可考虑用宣达肺气的方药。"方用苏梗、前胡、甜桔梗各二钱，面炒枳壳钱半，甘草六分，莱菔子二钱半，另加芒果核二枚。此即参苏饮去人参、陈皮、茯苓、半夏、葛根、木香，加莱菔子、芒果核，疏达之中兼以清消。三日后，患者脉搏转为长大，口渴，有汗。我开方竹茹二钱，鲜杷叶三片，建兰叶三钱，紫背天葵一钱半，丝瓜络、谷芽、郁金各二钱，知母四钱等，生石膏用量从四钱逐渐加至一两多。大约半个月后，患者痊愈。欧阳可经刚为母亲建有雅居，谁知还未落成母亲便得此大病，所幸得治。病愈后，刘氏迁至雅居颐养了二十年，安享晚年至八十余岁。

（1）辨证方面。

患者虽然六十余岁，但平素气壮身强，其先是偶感风热，后又赴宴饮食肥腻，餐后出现胸闷作痛。诸医误治，竟致其病危。刘蔚楚先生前来诊治时，患者已昏迷，僵卧在床上，脉搏摸不到，面色晦暗，嘴唇干裂，牙关紧闭，强开其口也仅见枯燥焦黄的舌尖，咳嗽之声如在瓮中。他认为患者是风温兼食滞，感染温热邪气后顺传胃腑，与食滞相结，是胃家实，即阳明腑实证。胃气不降，故肺难肃降，肺气壅滞，故胸闷作痛，咳嗽之声如在瓮中。

（2）用药方面。

本案辨为阳明腑实证，热盛津亏，先用大承气汤通腑泄热，急下存阴。患者服药次日已能起床，脉搏由摸不到转为浮数有力，原来枯燥焦黄的舌苔也略有润泽了。刘蔚楚先生认为，攻下后津液得存，邪气宜从外解，即《黄帝内经》所说的"火郁达之"，于是改用宣达肺气的方药，方用苏梗、前胡、甜桔梗、枳壳、甘草、莱菔子、芒果核，疏达之中兼以清消。三日后，患者脉搏转为长大，且口渴、有汗，说明邪气已外达，便改用竹茹、鲜杷叶、建兰叶、紫背天葵、丝瓜络、谷芽、郁金、知母、生石膏清热养阴，行气消滞。大约半个月后，患者痊愈。

（3）承气汤命名新解。

对于《伤寒论》中各承气汤的命名，金元以后多引用《六微旨大论》中的"亢则害，承乃制"理论。刘蔚楚先生认为，"承"乃承载之意，即气由血来承载。气为血帅，血为气母，气行则血行，气郁则血滞。气以血为家宅，血以气为驾御。《神农本草经》首推大黄通血，因大黄既能入气分，又能入血分。对于阳明腑实证，唯有大黄能直捣其巢穴，既能通腑以泄气分之热，又能凉血以清血分之热，使气热与血热分离，便于枳实和厚朴发挥其行气之职，这就是大黄可承气的原因。

（赖海标）

妇科产后风痰喘绝治案

【原　文】

病者：族婶张氏，年二十，住广东香山县。

病名：产后风痰喘症。

原因：张氏产后旬余，洗澡感风发热，痰咳头痛。

症候：病延两月，经医十余，方剂始则多用生化汤加风药，次则以四物加柴胡、藁[1]本，再则四君加北芪、升麻，及用苓桂术甘汤加沉香、附子。下午至夜半则大喘神昏。以敛服陈诸地上。余至时，已微气断续将绝矣。

诊断：余就地诊其两手，脉已不至，徘徊不忍弃者久之。

疗治：告族叔世盛曰："婶病如属虚寒，望色当黯白，今唇面及指甲俱作深紫色，而色极沉滞，是风热病，为痈补所误，气闭血亦闭也。张心在医说谓鼻息出入，未始不至于口，而专在口则喘。天气通于鼻，一呼一吸，吐故纳新，果顺其常，则出心肺，入肝肾，脾居中转运，何喘之有？此病初起，用杏苏煎等轻剂，产后则以苏梗易苏叶。前贤卢不远自拟数方，专以苏梗为主，俱以调气、顺气立名。陆九芝封翁谓感风作咳最宜苏梗、前胡等药。苟用此，何至病危？即洗浴、冒雨、度水，兼受寒气，亦只宜入开水泡透麻黄五六分至七八分，宁不见效？乃医者腻补壅痰，燥伤津液，脾滞则胃呆，梗塞于中，使气但能上出，不能下入，不喘何待？《逆调论》岐伯谓：'阳明者，胃脉也。胃者，六府之海，其气亦下行。阳明逆，不得从其道，故不得卧。'卧则喘，是胃不和，便可致喘，况加重重闭塞乎？速拟伤旋覆代赭石汤，聊希万一，何如？"叔长揖以谢。

处方：方用布包旋覆花八钱，咸降以软坚，半夏二钱以定逆，去人参、姜、枣之甘，加苏梗四钱、前胡四钱以利气。又恐病太危，石药之重不能化也，易以苦降，以研细土牛黄一钱半，分次开药水，撬开牙关，遂少灌之。

下午再诊，则病者清醒，归诸房矣，但需四人挟掖正坐，苟前后左右稍有倾侧，即气喘如喷筒。脉浮促，舌瘀红。余曰："此肺胀也，药误而上

---

① 藁：原本作"槀"。

中之气壅塞。"余先嫂朱氏，闻死于是，未可恃也，宜筹治药之药以治之。仲景治咳而上气，喉中如水鸡声，主以射干麻黄汤，是治肺胀。喻嘉言治黄咫旭乃室膈气危病，变旋覆代赭成法。喻治虚，余治实，故须加减，亦师其意而不泥其方。今脉现浮数而促，目肿，肩抬胸满，与肺胀符，故此方亦须参酌。方用射干三钱，麻黄（开水泡透）一钱，紫菀、半夏各二钱，去细辛、五味子、款冬花、姜、枣，加皂角仁、苦葶苈各二钱，木通二钱以开降之。服一帖，气稍平。二帖麻黄减作六分，气定能卧。脉浮数而不促。余曰："得之矣，缓治当无意外矣。"

后方用鲜地骨皮（此药即新采枸杞根，甘凉益阴兼利水，而又能清燥，但须在外感将退时耳）、桑白皮、苏梗、前胡、紫菀、甜葶苈各二钱，蛤粉四钱，竹沥一杯，鲜杷叶二片，大腹皮绒、瓜蒌仁、云苓各三钱，明矾末拌炒橘红一钱，戈制半夏曲二钱，出入加减。继以西洋参一钱，五味子三分，麦门冬八分，女贞子、丹麦、生牡蛎、川贝母、淮山药、建兰叶、络石藤各三钱等，清养约阅一月而安。

结果：现所生之子娶媳生孙，含饴绕膝。娣氏年近六十，未太衰老也。此实症，与产后去血太多，元气无所依恋而喘者，霄壤相悬。是知先议病，后用药，殊重要矣。

【简 译】

病者：族娣张氏，时年二十岁，住在广东省香山县。

病名：产后风痰喘证。

原因：张氏产后十多天，洗澡后受风，出现发热、咳痰、头痛等症状。

症候：病情已持续两个月，看过的医生有十多个，用药开始时多用生化汤加祛风药，随后用四物汤加柴胡、藁本，此后用四君子汤加北芪、升麻，以及苓桂术甘汤加沉香、附子。到了下午至半夜，患者气喘严重，呼吸困难，神志昏迷。家人将殓服放于地上，已准备后事了。我来到时，患者气息微弱，时断时续，呼吸差不多要停止了。

诊断：我赶紧诊脉，两手脉已摸不到了。我徘徊很久，不忍放弃。

治疗：我告诉族叔世盛："娣娣的病如果是虚寒，面色应当表现为黯白，但现在她的唇面及指甲均呈深紫色。从肤色深紫可判断为风热病，是因前医一补再补所致，导致气机郁闭，血行也随之瘀滞。张心在医生说呼吸之气出入，在鼻不在口，如果在口则成气喘。自然之清气通于鼻，一呼一吸，吐故纳新，如果平顺如常，则出心肺，入肝肾，脾居中调度转运，怎么会有气喘呢？此病刚发作时，应用杏苏煎等轻剂，考虑到其为产妇，可以苏梗代替苏叶。前贤卢不远自拟多条方剂，专门以苏梗为主药，以调气、顺气为方剂命名。陆九芝也说，因风邪引起的咳嗽，最适合用苏梗、前胡等药。如果一早如此用药，何至于发展到病危的地步？即使因洗澡、淋雨或涉水感染了寒气，也只需再加用开水泡透的麻黄五六分至七八分，没有不见效的。前医过用滋腻补益药物，导致壅滞生痰，化燥伤津。脾气滞则胃气呆，气机梗塞于中焦，使气机只能从上而出，不能从下而入，怎么会不喘呢？《黄帝内经·逆调论》中岐伯说：'足阳明经是胃的经脉，胃之所以成为五脏六腑之海，是因为它是气血生化的源泉。胃气是主下行的，胃气不下行反而上逆，故不能平卧。'平卧会气喘，是因为胃失和降，肺气亦不降。赶紧用旋覆代赭汤，看看能否有好转的机会，您看行吗？"族叔躬身致谢。

处方：方用布包旋覆花八钱，味咸性降可软坚，半夏二钱以降胃逆，去掉甘壅的人参、姜、枣，加苏梗四钱、前胡四钱以宣降肺气。因担心病情太过危重，石质药难以消化吸收，改用味苦性降的研细土牛黄一钱半，分次加入煎好的药水中，撬开患者的牙关少量灌服。

下午再诊，患者已苏醒，只是太过虚弱，需要四个人搀扶才能端坐，如果前后左右稍微倾侧，即如喷筒一般气喘发作。脉浮数，舌瘀红。我说："这是肺胀病，之前误用升提向上的药，导致中焦脾胃之气壅塞不畅。"我的先嫂朱氏，听说就是死于这种病的，因此千万不要轻视，宜马上筹备对症之药以便救治。张仲景对于咳嗽而有气上冲、咽喉痰鸣好像水鸡叫声的患者，治以射干麻黄汤，此方主治肺胀。喻嘉言治疗黄岷旭夫人的膈气危病时，改变了旋覆代赭汤的常用之法。他治虚，而我治实，因此应该加减使用，可以说是师其意而不拘泥其方。今脉象表现为浮数而促，眼部浮肿，肩抬胸满，与肺胀症状相符，因此应该参酌此方。方用射干三钱，麻黄（开水泡透）一钱，紫菀、半夏各二钱，去掉细辛、五味子、款冬花、姜、枣，加皂角仁、苦葶苈各二钱，木通二钱，以化痰降逆。服一剂后，气息稍平缓。第二剂的麻黄减作六分，服后气息平顺，可以睡下了。脉象表现为浮数而不促。我说："有希望了，慢慢治疗应该不会有大问题。"

后方用新鲜地骨皮（此药即新挖的枸杞根皮，味甘性凉，可滋阴兼利水，又能清热，但须在外感将退时使用）、桑白皮、苏梗、前胡、紫菀、甜葶苈各二钱，蛤粉四钱，竹沥一杯，鲜杷叶两片，大腹皮绒、瓜蒌仁、云苓各三钱，明矾末拌炒橘红一钱，戈制半夏曲二钱，酌情加减。随后用西洋参一钱，五味子三分，麦门冬八分，女贞子、丹麦、生牡蛎、川贝母、淮山药、建兰叶、络石藤各三钱等药，清养大约一个月后痊愈。

结果：族婶所生之子现已娶媳生孙，她子孙绕膝，安享天伦。族婶现在将近六十岁了，没有明显的老态。本病是实证，与产后出血过多，元气无所依所致的喘证，有天壤之别。先辨证，后用药，非常重要。

按语

（1）辨证方面。

叶天士在《临证指南医案》中说："医道贵乎识证、立法、用方，此为三大关键……然三者之中，识证尤为紧要。"刘蔚楚先生也同样强调辨证的首要性，认为只有先辨对证，才能用对药。他认为，族婶的喘证如果是虚寒，面色应当表现为黯白，但现在她的唇面及指甲均呈深紫色，应该是风热病，为实证，是因前医一补再补所致，导致气机郁闭，血行也随之瘀滞。本病和产后出血过多，元气无所依所致的喘证，是完全相反的。

（2）用药方面。

刘蔚楚先生认为，本病刚发作时，应用杏苏煎等轻剂，考虑到族婶是产妇，可以苏梗代替苏叶。他列举了前贤卢不远和陆九芝的用药经验：两人均善用苏梗、前胡等药，以调气、顺气为治法，治疗因风邪引起的咳嗽。就算是病情较重的风寒咳嗽，也只需再加麻黄五六分至七八分，没有不见效的。他还强调治疗外感风寒咳嗽要以宣肺散寒为主，不能因为族婶是产后风寒咳嗽，就一味滋补，越补越壅，导致气血瘀滞，变证迭出，甚至危及生命。

（3）本案特色。

刘蔚楚先生通过列举名医喻嘉言治黄咫旭夫人膈气危病的例子，强调"师其意而不拘泥其方"的重要意义，指出临证要懂得如何常中有变，要重视因人、因时、因地"三因"制宜，要做到个体化辨证施治。本案用张仲景的射干麻黄汤加减，方用射干、麻黄、紫菀、半夏以利咽宣肺、降肺化痰，去掉细辛、五味子、款冬花、姜、枣等辛温敛燥之品，加皂角仁、苦葶苈、木通以泄肺利湿化痰，终于使族婶转危为安，正体现了常中有变。

（赖海标）

儿科疳积腹胀案

【原　文】

王君滔乃郎，年八岁，住广东香山县。

病者疳积便结。案："疳"字，孙一奎曰"从甘"，明其嗜贪甘肥，成积成虫，损伤脾胃。脾胃一虚，百病蜂起。古称五疳，言五脏之疳也。此即成病之原因也。

病状：初觉脘腹胀痛，微渴思饮，医者谓是脾疳，叠投消积利水药，遂大便秘结。乃用秦艽、枳壳、郁李仁，助入消积方中，不应。复用厚朴钱半，大黄由三钱至一两，芒硝由钱半至三钱，不但大便不通，且腹大如鼓。环几而走，如豕负涂，力磨其腹。徐洄溪条列疳症：肝疳，一名筋疳，白膜遮睛，或泻血面瘦；心疳，面黄颊赤，身体壮热；脾疳，一名肥疳，体黄瘦削，皮肤干涩而有疮疥，腹大嗜土；肾疳，一名骨疳，肢体瘦削，遍生疮疥，喜卧湿地；肺疳，一名气疳，喘嗽气促，口鼻生疮。若患潮热，当先补肝，后泻心。若妄以硝、黄利之，若患癖当消磨，误以巴豆、硼砂下之，及伤寒误下，皆能成疳。杨倓子曰："疳之受病，皆虚使然，热冷皆挟中虚，治热不可妄表过凉，治冷不可峻温骤补，治积不可霸峻取攻。"余以《内经》推之，脾之积曰痞气。黄帝问曰："大积大聚，其可犯乎？"岐伯曰："衰其大半而止，过则死矣。"病者面色萎①黄，舌色涎滑，脉濡细，右尤弱。用药如此狼戾，岂非如治。单腹胀者，愈攻愈大。医者不知攻伤中气，致成虚胀，反疑中有何物乎？此时呆补宜禁，惟提气活血，兼以行降，斯上下取而治中之法也。方用北芪一两，油归身二钱半，加杭芍三钱、砂仁一钱、升麻三分，亦不过补中益气汤加减。煎成，再以药水开黑丑末八分。服后大泻盈盘，腹消痛止。再用北芪五钱，归身一钱，加砂仁五分、云茯苓二钱、炙鸡内金二钱、厚朴一钱，以运中枢。数帖后，用补益资生丸，每日二次，每次研丸一钱，以开水泡广皮开服，半月后愈。

---

① 萎：原本作"瘘"。

病者病愈长成，习中西文，早已出外经商，能事其业。由此观之，病本不重，误药可使重使死。为人司命者，学问阅历之外，临症务须虚衷小心，迎机应变。庶天良具在，无论能否救治，衾影无惭耳。

【简　译】

王滔的儿子，时年八岁，住在广东省香山县。

患者疳积便结。按："疳"字，孙一奎说"从甘"，说明是因嗜食甘肥，成积成虫，损伤脾胃。脾胃一虚，百病蜂起。古时称五疳，即五脏之疳。这就是它的起病原因。

病状：患者开始时自觉脘腹胀痛，微微口渴，想喝水。医生说是脾疳，反复使用消积利水之类的药物，遂致大便秘结。改用秦艽、枳壳、郁李仁，加入消积的药方中，还是没有疗效。再用厚朴一钱半，大黄由三钱增至一两，芒硝由一钱半增至三钱，结果不但大便不通，而且腹大如鼓。患者环绕桌子行走，好像小猪肚子沾上了污泥，用力摩擦腹部，想擦掉污泥一样。徐洄溪列举了疳证的分类：肝疳，又名筋疳，出现白膜遮盖黑睛，或是便血面瘦；心疳，面黄颊红，身体发热；脾疳，又名肥疳，肤黄瘦削，皮肤干涩而有疮疥，腹大，嗜食泥土；肾疳，又名骨疳，肢体瘦削，周身疮疥，喜卧潮湿之地；肺疳，又名气疳，喘嗽气促，口鼻生疮。如果有潮热，应当采用先补肝后泻心的治疗方法。如果妄用芒硝、大黄攻下，或是以巴豆、硼砂误下，属于伤寒误下，都可能成为疳证。杨倓说："疳证无论是热证还是寒证，都兼有中焦脾胃虚弱，因此治疗热证时不可过用寒凉，治疗寒证时不可过用温补，治疗积证时不可过用攻下。"我用《黄帝内经》来解释此病：脾积即痞气证。黄帝问岐伯："严重的积聚证，是否可以峻下克伐？"岐伯答："攻邪使邪气去除大半就可以了，攻伐太过容易损伤正气，甚至导致死亡。"患者经多次误治后面色萎黄，舌面水滑，脉濡细，右脉更是虚弱无力。用药如此凶猛，不是好方法。如果单是腹胀，越攻下腹胀会越严重。医生不知攻下会损伤中气，以致出现虚胀，反而怀疑是有形之邪壅滞腹中。同时也要避免单纯用腻补之法，只有升清活血兼以行气降逆，才是上下共治以达到和其中的好方法。方用北芪一两，油当归身二钱半 ①，加杭芍三钱、

① 此方即当归补血汤。

砂仁一钱、升麻三分，此即补中益气汤加减法。再以黑丑末八分，加入煎煮好的汤药中。患者服药后大泻满盘，随即腹胀消、疼痛止。再用北芪五钱，当归身一钱，加砂仁五分、云茯苓二钱、炙鸡内金二钱、厚朴一钱，以畅运中焦。服药数剂后，改用补益资生丸，每日两次，每次研药丸一钱，用开水泡广陈皮送服，半个月后就痊愈了。

患者病好后长大成人，学习中文、西语，在外经商，事业有成。由此可以看出，疾病原本不严重，但如果误治可能使人病情加重甚至死亡。作为把握性命的医生，除了具备学问、阅历之外，临证时务必虚心谨慎，随机应变，秉持医德仁心，最后无论能否治好，也就问心无愧了。

按语

（1）辨证方面。

刘蔚楚先生认同孙一奎的说法，认为痞"从甘"，是因嗜食甘肥，损伤脾胃所致。他用《黄帝内经》来解释脾痞，认为脾积为痞气证。痞证无论是热证还是寒证，都兼有中焦脾胃虚弱。脾虚是本，积聚为标，脾痞是本虚标实之证。

（2）治疗方面。

对于本虚标实之证，治疗热证时不可过用寒凉，治疗寒证时不可过用温补，治疗积证时不可过用攻下。即使是严重的积聚证，也不可过用峻下克伐之法，攻邪使邪气去除大半就要适可而止，因为攻伐太过容易损伤正气，甚至导致死亡。如果单是腹胀，越攻下腹胀会越严重，因为攻下损伤中气，以致出现虚胀。同时也要避免单纯用腻补之法，而要升清活血兼以行气降逆，做到上下共治以和其中。

（3）用药方面。

本案用药可分为三个层次，层层推进。一是攻补兼施，用北芪、油当归身、杭芍、砂仁、升麻、黑丑末，以补为主，以攻为辅。患者服药后大泻满盘，随即腹胀消、疼痛止。二是用北芪、当归身、砂仁、云茯苓、炙鸡内金、厚朴一钱，益气活血，健运中焦。三是研补益资生丸，用开水泡广陈皮送服，补益脾胃。"丸者，缓也"，邪去正复，胃和脾健，患者终于完全康复。

（赖海标）

惊气颤振案

【原　文】

吴太姻母，年六十六岁，住广东香山县。

因探访，在亲属家，其家与一群人以事争斗，大惊猝仆，扶归，遂病。

病至三阅月，手足颤掉，不能持物，食则令人代哺，口目张睫，唇焦舌黄，抖擞之状，如线引傀儡。闻人微步，亦猝然而惊。中觉热而外反寒，神思昏愦。姐丈吴云初以母病之群医莫愈也，求治于余。辞以年轻学浅，三到然后与之偕行。

察其病状，如上所述。诊其脉弦实，逼逼而强。曰："此症与戴人① 治新寨马叟一案无一不同，乃肝热痰结。医者畏其年老，皆主补气血，镇神魂，如一丘② 之貉。太姻母禀原火体，惊则气乱，气动于肝，肝胆相连，胆受煽蒸，则汁涸而胆管闭塞。凡食物过胃，胆必泌汁，助其消化。消化难则糟粕不灵于传送，所以大便不解者。至二十余天，津液被熬，凝结为痰，连衡盘踞，加以药皆痼补，痰激肝强，上冲其脑，脉动筋摇，故颤振至于如此。"

余不畏其年老，畏其病久。先以镇火平肝清痰法，用摧肝丸钱半研细，竹沥水送下。第二、三日，以当归芦荟丸，早晚每研细一钱，泡广皮水送下。俱不效。第四日，余曰："戴人治马叟，屡用吐下，但吐则伤气，宜调胃承气汤。"大黄八钱，芒硝三钱，生甘草八分，使推荡药暂留中焦。加布包青黛钱半，肃清肝胆。药水开服甘遂末一钱，渐引使下行。余不愿伤其上焦，故取调胃承气，有硝、黄，无枳、朴也。服后下胶积满盘，身稍安定。次用摧肝丸法。胆星钱半，酒炒黄连③、滑石各二钱，青黛、僵蚕各一钱半，酒洗天麻八分。以铁华粉五钱先煎，入各药再煎。以煎药开辰砂末

---

① 戴人：金代医学家张从正，字子和，号戴人。

② 丘：原本作"邱"。

③ 连：原本作"莲"。

五分服。如此三帖，脉色病状未能大减。再用调胃承气如上法，但不用牵牛末。服后大下胶痰，病去其小半矣。复照摧肝丸法。上方去铁华粉、黄连，加半夏钱半，蜜水炒广皮八分，茯神三钱。三日三帖。虽见效，而未能急进。仍照调胃承气上法，再下至第三次，病乃衰其过半，神气清明。此时不宜再攻，改用《本事方》钩藤散。钩藤、法夏各二钱，麦冬钱半，茯苓五钱，生石膏五钱，参须、广皮、甘菊各一钱，甘草三分，去防风、生姜，加夏枯草三钱，冬桑叶四钱，旱莲草三钱，白梅花、枣仁、天竺黄各钱半，知母、桑葚各四钱。此类药约用二十帖。共治月余，而病廓清矣。

太姻母年高体强，孙曾众多，至去年癸亥冬乃终，寿近百岁。

【简 译】

姐丈吴云初的母亲，时年六十六岁，住在广东省香山县。

患者因到亲戚家探访，正巧碰到其家人与一群人因事争吵斗殴，受到惊吓突然跌仆，被家人搀扶回家后生病。

发病已有三个月，症见手足颤抖，双手握不住物件，吃饭也需要人喂食，嘴巴张开，目光闪烁，唇焦舌黄，抖动的样子，好像用线牵引的木偶一般。即使听到别人轻微的脚步声，也会猝然惊悸。自觉里热外寒，神志不清。姐丈吴云初因为母亲的病请过很多医生，但未能治愈，于是向我求治。我以年轻学浅为由，先后三次推辞也未能推掉，只好随其前往诊治。

患者的病状如上所述，脉象弦实，拘紧而强。我分析道："此证与张从正治新寨马叟一案完全相同，是肝热痰结所致。前医认为患者年老，主张补益气血，安神镇魂，都是同一治疗思路。太姻母平素为火热体质，受惊则气乱，气乱则扰动肝火，肝胆相连，胆受火蒸则胆汁凝结，导致胆管壅塞不通。食物进入胃腑后，胆汁必会增加，以帮助食物消化，如果食物消化困难，糟粕传导不畅，可能导致便秘难解。发病二十多天后，津液被熬，凝结为痰，停滞盘踞，加上误用腻补药物，痰激肝强，上冲脑窍，脉动筋摇，因此出现手足震颤症状。"

我不担心患者年老，只担心发病太久，病情加重。治疗先用镇火平肝清痰之法，将一钱半摧肝丸研细，用竹沥水送服。到了第二、三日，改用当归芦荟丸，研细后早晚各用一钱，用广陈皮泡水送服。然而都不见效。

到了第四日，我说："张从正治马叟一案，多次用吐下之法，但此法会伤上焦清气，宜用调胃承气汤。"方用大黄八钱，芒硝三钱，生甘草八分，使荡涤之药暂留胃肠。另加布包青黛一钱半，清泄肝胆之热。用煎好的药水送服甘遂末一钱，导引药物逐渐下行。我不想伤其上焦清气，故用调胃承气汤，用泄热通腑的芒硝、大黄，不用下气消积的枳实、厚朴。患者服药后大便泻下胶状积滞物满满一盘，身体状况稍安定。再次使用摧肝丸法。方用胆星一钱半，酒炒黄连、滑石各二钱，青黛、僵蚕各一钱半，酒洗天麻八分。用铁华粉五钱先煎，后加入各药再煎。往煎好的药水中加入辰砂末五分后内服。服用三剂后，患者的脉象、神色、病状未见明显减轻。随后用调胃承气汤，用法如前，这次未用牵牛末。患者服药后大便排出大量胶状痰涎，病好了一小半。第三次使用摧肝丸法。这次去掉铁华粉和黄连，加半夏一钱半，蜜水炒广陈皮八分，茯神三钱。三日共用三剂。虽见效，但进展不快。随后如上法服用调胃承气汤，大便泻后，病好过半，患者已神清气爽。此时不宜再用攻下之法了，改用许叔微《普济本事方》中的钩藤散。方用钩藤、法夏各二钱，麦冬一钱半，茯苓五钱，生石膏五钱，参须、广陈皮、甘菊各一钱，甘草三分，去掉防风、生姜，加夏枯草三钱，冬桑叶四钱，旱莲草三钱，白梅花、枣仁、天竺黄各一钱半，知母、桑葚各四钱。此类药大约用了二十剂。共治疗一个多月，患者痊愈。

太姻母年高体壮，孙子、曾孙众多，到了癸亥年（1923）冬天才去世，寿近百岁。

下编 经典医案

089

按语

（1）辨证方面。

患者平素为火热体质，受惊后发病，出现手足颤抖，双手握不住物件，吃饭也需要人喂食，嘴巴张开，目光闪烁，唇焦舌黄，听到别人轻微的脚步声会猝然惊悸。自觉里热外寒，神志不清。脉象弦实，拘紧而强。刘蔚楚先生认为，此证与张从正治新寨马叟一案完全相同，均属肝热痰结。前医看患者年老，以为是气血虚弱，不能濡养清窍所致，显然是误诊。

（2）治疗方面。

前医误用补益气血、安神镇魂之法，以致越补越壅、越补越热，病情也不断加重。刘蔚楚先生虽然认为此证与张从正治新寨马叟一案病机相同，都是肝热痰结所致，但他也指出，张从正多次采用吐下之法，会伤上焦清气。因此，他"师其法而不拘泥其方"，继承之中有创新，采用层次分明的序贯疗法：先用镇火平肝清痰之法，即摧肝丸法，后用清泄胃肠实热之法，即调胃承气汤法。如此治疗三轮。病去大半后，不再攻下，改用许叔微《普济本事方》中的钩藤散约二十剂，清热养阴，平肝止痉。历经一个多月治疗，太姻母的病终于痊愈。

（3）本案特色。

《素问·六元正纪大论》云："大积大聚，其可犯也，衰其大半而止，过者死。"这说明，即使是大积大聚的大实证，祛邪大半以后就要适可而止了，不能再用攻下之法，否则攻邪太过会损伤正气，反而可能导致死亡。这反映了中医治则中扶正和祛邪的辩证关系。攻邪而不伤正，扶正而不留邪，攻邪与扶正之间，应做到"以平为期，而不可过"，不可偏颇。

（赖海标）

妇科新产肝燥风动昏晕案

【原　文】

鲍侣舫翁之次媳，年二十，居广东省香①山县。

病起于新产三朝，头痛烦渴，肝燥上升，风邪煽动，昏瞀②綦危。

鲍侣舫翁，余友也。其次媳新产头痛，旋即昏眩，手足瘈疭，面深红如醉，脉浮弦，重按鼓指。医者遵陈良甫治血热乘虚奔心，烧鹿角灰，童便下，或遵单养贤生化汤加姜、桂，以救血寒，或遵万氏用黑神散以去血瘀，而病益加重。最惨者，先用韭醋嗅法，并烧红一大铁锅，浓洒黑醋，持离寸余二寸，下覆其头，慌乱间误坠脑顶，烂额焦头，目不忍睹。

余曰："此症有形有脉，证据显然，的是去血过多，营枯失阴，孤阳独发，外风乘之。宜清肝熄风，治其内燥为主，不宜太用疏散。"徐洄溪固尝言之矣。徐谓享寿者多禀纯阳，妇人产后，血去液干，俱多热病。其说信然。故人不论老少，二便通调，斯运化清快。喻嘉言谓年渐老而大便坚结者，每享高寿。固未必然。又俗医于产后大便秘结，虽顺导之药，尚不敢用。观于儿枕血痛，苟相其人之虚实寒热，导其大便，往往痛即轻松。因子宫瘀涨，大肠又有积粪，前后迫逼，痛苦倍加。大便得通，使不至两相迫逼者，而其痛立缓，此实常见之事也。

今拟清魂散加减，以制亢阳，则病自有转机也。方拟泽兰叶、醋炒荆芥③穗各钱半，去芎、归、参、草，加羚羊角片、钩④藤各钱半，白薇、白芍各二钱，布包石决明八钱。水三碗，先煎羚羊角、石决明，纳各药再煎成一小碗，入童便一小杯，和服。盖荆芥、泽兰为产后熄风和血退热妙品，余则助以清降。约用此等药五日，神识清明。复拟乌豆衣、柏子仁、鹿衔

---

① 原本少"香"字，今补。

② 瞀：原本作"瞀"。

③ 芥：原本作"芬"。

④ 钩：原本作"勾"。

草、金钗斛、丹参、白薇、白芍各二钱，佛手花八分，络石藤、益母子①各三钱。守服十余剂便愈。

病者自此康宁，家事操作入常，并无他患。

【简 译】

鲍侣舫二儿子的媳妇，时年二十岁，居住在广东省香山县。

患者起病于产后第三日，症见头痛、心烦、口渴，病属肝燥上升，风邪煽动，导致神志不清，病情极度危险。

鲍侣舫是我的朋友，他二儿子的媳妇新产后头痛，很快出现头昏眩晕，手足抽搐，面色深红如醉，脉象浮弦，重按如鼓。前医曾按照陈良甫治产后血热乘虚奔心的方法，将鹿角烧成灰，让患者用童便送服，无效；也曾按照单养贤用生化汤加姜、桂以救血寒的方法，仍无效；还曾按照万氏用黑神散去除血瘀的方法，非但无效，病情反而加重；最惨的是用闻韭醋疗法，先将铁锅烧红，随后洒入大量韭醋，将患者头部贴近韭醋，隔着寸余二寸距离去闻，但慌乱之下，患者头额被不小心浸入热醋之中，以致焦头烂额，惨不忍睹。

我说："此病有形有脉，显然是因产后失血过多，营阴不足，孤阳独发，外风乘之，治宜清肝熄风，以清其内燥为主，不宜过用疏散。"徐洄溪认为，产后肝燥者，多见于平素阳气旺盛的妇人，产后失血津亏，因此多表现为热病。确实如此。因此不论老少，二便通调者，脾胃运化多良好。喻嘉言认为，年纪渐老而大便硬结之人，多享高寿。此说则未必。某医治疗产后大便秘结，不敢使用行气通便之药。我观察到产后虽有血虚津亏，但也有血瘀，瘀阻生热，瘀热阻络而疼痛，如果大便畅通，疼痛往往随即减轻。这是因为子宫瘀涨，大肠又有积粪，前后迫逼，使痛感加倍。大便一通，消除对子宫的迫逼，疼痛即消，这是临床常见之事。

我用清魂散加减，平亢肝阳，病情自会有转机。方拟：泽兰叶、醋炒荆芥穗各一钱半，去川芎、当归、人参、甘草，加羚羊角片、钩藤各一钱半，白薇、白芍各二钱，布包石决明八钱。用三碗水，先煎羚羊角、石决明，后放入各药再煎成一小碗，加入一小杯童便，搅匀后服下。荆芥、泽

---

① 益母子：又称茺蔚子。

兰是产后熄风和血的退热妙品，我在此方中用来清热降气。服药五日后，患者神志转清。再用乌豆衣、柏子仁、鹿衔草、金钗石斛、丹参、白薇、白芍各二钱，佛手花八分，络石藤、茺蔚子各三钱。服药十多剂后，患者就痊愈了。

患者自此之后身体健康，操持家事一如常人，并没有其他不适。

按语

（1）辨证方面。

患者产后第三日出现头痛、心烦、口渴等症状，随即出现头昏眩晕，手足抽搐，面色深红如醉，脉象浮弦，重按如鼓。刘蔚楚先生辨为产后失血过多，营阴不足，阴孤阳独，肝风相乘，风邪煽动，致肝燥上升，扰乱心神，导致神志不清，病情极度危险。

（2）治疗方面。

前医数次误诊误治：先是误诊为产后血热乘虚奔心，将鹿角烧成灰，让患者用童便送服，无效；后是误诊为产后血寒，用生化汤加姜、桂，也无效；还曾误诊为产后血瘀，用黑神散治疗，非但无效，病情反而加重；最惨的是用闻韭醋疗法，致患者焦头烂额，惨不忍睹。刘蔚楚先生认为，肝燥动风，治宜清肝熄风，以清其内燥为主，不宜过用疏散。他先用清魂散加童便平亢肝阳，将产后熄风和血的退热妙品荆芥、泽兰用来清热降气。服药五日后，患者神志转清。他再用乌豆衣、柏子仁、鹿衔草、金钗石斛、丹麦、白薇、白芍、佛手花、络石藤、茺蔚子，以清润为主。服药十多剂后，患者痊愈。

（3）本案特色。

刘蔚楚先生观察到产后虽有血虚津亏，但也有血瘀，瘀阻生热，瘀热阻络而疼痛，如果大便畅通，疼痛往往随即减轻。这是因为子宫瘀血与大肠硬便互相影响，大便一通，消除对子宫的逼迫，疼痛即消，这是临床常见之事，可见"痛则不通，通则不痛"。

（赖海标）

阳虚汗脱案

【原　文】

张华衮，年三十余，住广东香山县。

素耽酒色，又常为人办理公事，积劳体弱。张君，余世交也。一日，报君来访，两人扶入，尪瘠如枯腊，面青唇白，神气萧索。望之骇然，问从何来？曰："病自汗四月矣，医谓阳虚，由省港而澳，迄不一效。思及我兄，是以来也。"诊其脉沉微，重按则散。出其方，重叠盈把。余遍视之，曰："症是元阳之虚，而方无一误，弟何能为？"强余设法，姑以人参养荣汤与之。是晚，君寓于凤山书院。次日往诊，微效毫无。余力辞，君曰："群医遍诣，故惟兄是求，何一无世谊之情耶！"学友皆劝勉为图治。

余出外沉思，得一理解，回告君与诸友曰："陈修园谓杂病，自汗为阳虚，盗汗为阴虚。然阴阳互根，自①汗亦有阴虚者，盗汗亦有阳虚者。症宜辨治。然余以自汗属阳虚者多。《内经》谓：'肾为阴中之阴，脾为阴中之至阴，而土由火暖，亦为命原，脾肾皆赖真阳之温养。'君酒色伤其内，百事劳其外，阴伤阳剥，脾不能中守，肾不能蛰藏，真火浮游，腠理开，汗大出矣。故《经》亦言：'阴盛者，身寒汗出也。夫阳气者，精则养筋，柔则养神。君汗之将出也，面必青黄，全身振掉，晕眩倒卧，手足厥冷，汗乃出，以毛巾揩抹，湿透至四五条。厥甚，虞其阳脱。汗者，心之液也。气脱即血亦随汗竭而脱，而能固守之者，则脾与肾也。非重筹守脾肾专药，何以图功？前医固知补阳，但一参及提气动血之品，便难见效。《内经》云："凡阴阳之要，阳密乃固。两者不和，若春无秋，若冬无夏。因而和之，是谓圣度；故阳强不能密，阴气乃绝；阴平阳秘，精神乃治；阴阳离决，精气乃绝。'此之谓也。"

方用术附汤。白术四两，炮天雄②二两。水煎服。《本经》谓白术气味

---

① 自：原本作"目"。

② 炮天雄：又称炮附子。

甘温，止汗，陈注为脾正药；附子气味辛温，主温中，陈注阳气不足，寒自内生，大汗、大泻、大喘、中风卒倒等症，必使此大气大力之品，方可挽回。此余必专用不参他药，必重用不使病重药轻之意也。服三帖，汗将出，自觉神魂略定。遂加白术为六两，炮天雄为三两。服五帖，汗始略少，脉始略转。逐渐加至白术十六两、炮天雄八两。共用十六帖，汗止思食。然后改用白术一两、附子五钱，渐加炒枣仁、淮山药、去核山萸肉、生龙骨、牡蛎各二钱，生杜仲、巴戟天、淫羊藿、枸杞子、胡桃肉、补骨脂、云茯神、菟①丝子、白石英、龟鹿二仙胶各三钱，旧熟地四钱，砂仁、高丽参各一钱等药，调理三月。再以正元丹久服温养之。

自此精神如旧，谈笑自如，为人办公。寿延七载，一夕卒晕眩而逝。喻嘉言谓，阳虚者，必使真阳复返其宅，凝然与真阴相恋，然后清明在躬，百年常保无患。如盏中加油，则灯愈明；炉中覆炭，则火不息。是积精以自刚，积气以自卫，积神以自王，讵可不加之意乎？

【简 译】

张华衮，时年三十多岁，住在广东省香山县。

患者是我的世交，平素沉溺于酒色，又经常操劳公事，积劳而致体弱。有一天，他突然来访，进门时被两人扶着，瘦弱如枯腊，面青唇白，神气衰颓。我见后不禁大为惊讶，询问缘由。他说："患有自汗证已四个月之久，医生说是阳虚，从省城到香港再到澳门，求医无数，毫无疗效，特来求治于您。"我诊其脉，脉搏沉微，重按则散乱。他拿出之前服用过的处方，竟有数叠成捆。我一一细看后说："证属元阳虚弱，前医用方无误，却无一有效，我又有何能耐治好？"他仍希望我想想办法，我姑且试一下人参养荣汤，看服后情况如何。当晚，患者宿于凤山书院。次日，我到其住处复诊，见他服药后毫无疗效，于是极力推辞，不肯再治。他恳求道："看过这么多医生都没办法，才来求助您的，难道您一点也不念旧情吗？"学友们也都纷纷劝我再想办法救治。

我到屋外沉思，终悟出一法，回来后对患者与诸位学友说："陈修园提及杂病时说，自汗为阳虚，盗汗为阴虚。但阴阳是互根的，自汗也有可

---

① 菟：原本作"兔"。

能是阴虚，盗汗也有可能是阳虚。病证需认真辨治。我认为自汗属阳虚的较多。《黄帝内经》说：'肾为阴中之阴，脾为阴中之至阴，而土由火暖，火为命原，脾肾均需依赖真阳的温养。'您酒色伤内，百事劳外，阴伤阳剥，脾不能中守，肾不能蛰藏，于是真火浮游，腠理开泄，故出大汗。因此《黄帝内经》又说：'阴寒盛于内，阳虚浮于外，故身寒汗出。对于阳气，精则养筋，柔则养神。'您汗之将出时，面色青黄，全身震颤，眩晕倒卧，手足厥冷，汗乃自出，用毛巾抹汗，可湿透四五条。阳气外脱，便会手足厥冷。汗为心之液，气脱则血亦脱，能够固摄而不至于汗多致脱者，非脾肾莫属。因此，不重用补脾固肾专药，如何能救治？前医只知补益阳气，但一加入提气动血之品，便难见效。《黄帝内经》说：'阴阳之要，阳密乃固。阴阳不和，就好像有春无秋、有冬无夏。因此，调和阴阳，是最好的养生之法。阳气强而不能固密，阴气会因此衰绝。阴气平和，阳气固密，精神就会充沛；阴阳分离，精气也会随之耗竭。'说的就是这个道理。"

方用术附汤。白术四两，炮附子二两。水煎服。《神农本草经》认为白术气味甘温，能止汗。陈修园注解白术是健脾主药。《神农本草经》认为附子气味辛温，主温中。陈修园注解阳气不足，寒从内生，导致大汗、大泻、大喘，中风卒倒等证，必定要用此类强效的温阳补气药物，才能挽回脱失的阳气。这也是我治疗此类重症的专用药，不掺杂其他药物，而且量要大，才不至于病重药轻而 6 无效。服药三剂后，患者汗将出时，自我感觉神魂稍安定。于是加大剂量，白术用至六两，炮附子用至三两。服药五剂后，患者汗出开始减少，脉搏稍转有力。逐渐加大剂量至白术十六两、炮附子八两。共服药十六剂，患者汗出终于停止，开始有胃口吃饭了。然后改用白术一两、附子五钱，渐加炒枣仁、淮山药、去核山萸肉、生龙骨、牡蛎各二钱，生杜仲、巴戟天、淫羊藿、枸杞子、胡桃肉、补骨脂、云茯神、菟丝子、白石英、龟鹿二仙胶各三钱，旧熟地四钱，砂仁、高丽参各一钱等药，调理三个月。之后改用正元丹温养善后。

自此之后，患者精神如常，谈笑自如，又能外出为人办事了。七年后，有一天晚上，他突然昏迷去世。喻嘉言认为，阳气虚衰者，一定要引浮散的阳气归原，使真阳、真阴相守，才能神明在体，常保无患。这就好像往灯盏加油则灯火愈明，往炉中加炭则炉火不熄。积累阴精以自刚，积累阳气以自卫，积累神气以自旺，这就是阴阳互根的内在机理。

（1）辨证方面。

患者平素沉溺酒色，加上操劳过度，于是积劳体弱而发病。症见自汗，瘦弱如枯腊，面青唇白，神气衰颓，脉搏沉微，重按则散乱。刘蔚楚先生虽认同陈修园关于杂病"自汗为阳虚，盗汗为阴虚"的说法，但也指出，阴阳是互根的，自汗也有可能是阴虚，盗汗也有可能是阳虚。患者酒色伤其内，百事劳其外，阴血暗耗，阳气亏损，脾虚不能中守，肾亏不能蛰藏，真火浮游于外，腠理因此开泄，故出大汗，用毛巾抹汗，每天可湿透四五条，可见汗出凶猛。中医理论认为，汗血同源，过汗伤阳，长期汗出太过，阴损及阳，既伤阴血，又伤阳气。

（2）治疗方面。

前医诊为阳虚，用补益阳气的方法却屡治无效。刘蔚楚先生认为，能够固摄而不至于汗多致脱者，非脾肾莫属，因此要重用补脾固肾专药才能救治。前医只知补益阳气，但加了提气动血之品，便难见效。应先用小剂量的术附汤，见有好转迹象后，再逐渐加大剂量，最多时白术用至一斤（十六两），附子用至半斤（八两），终使患者汗止思食。得效后将术、附减量，仅用白术一两、附子五钱，以温补脾肾，即《黄帝内经》所云"少火生气"也。另渐加炒枣仁、淮山药、去核山萸肉、生龙骨、牡蛎、生杜仲、巴戟天、淫羊藿、枸杞子、胡桃肉、补骨脂、云茯神、菟丝子、白石英、龟鹿二仙胶、旧熟地、砂仁、高丽参等药，健脾益胃以护中气，温补肾气以养先天，调理三个月。之后改用正元丹温养善后。

（3）本案特色。

本案辨为阳虚自汗，治从脾肾，用术附汤，先是谨守《黄帝内经》"甚者独行"之意，白术和附子用量从小至大，最大剂量分别用至十六两和八两，量大效宏，补火暖土，益脾固肾。待患者汗止思食后，改守"间者并行"之意，药多量少，兼顾各方，用大队健脾益肾之药慢慢调养三个月，之后改用正元丹温养善后，使患者多活了七年。

（赖海标）

婴儿慢脾风久受大热补案

【原　文】

病者：侄女妹姑，年周岁，住广东香山。

病名：慢脾风。

原因：仲夏夜半，有叩门声，纳入，则希明堂弟妇杨氏，使人请诊其女之病也。女仅周岁，弟妇抱坐于床。

症候：面色纸白，口鼻气冷，睛露口开，手足时微抽掣。询得前月感风，中西医治，吐泻渐频，遂现此状。

诊断：余以一指按脉，手冷而脉如丝，察其指纹隐伏，全症脾肾虚寒。睛露口开，脾阳失守也；手足时微抽掣，肾阳越而虚焰冲脑，脑筋引动也。据此已知为慢脾风矣。世说急慢惊未辨，可试饮以胡椒汤，察其纳否。而例以中风昏厥，目张口开手握为实，目闭口张手撒为虚。而例以阳盛格阴，脉虽微，久按愈见，身虽冷，面色纯赤，小便短，大便或秘或溏，为真热假寒；例以阴盛格阳，身虽热，脉虽大，重按则微，面色淡红如桃花，便溺滑利清长，虽唇破舌黑，血流烦渴，苟舌底非甚干焦，便是真寒假热。再试以茶水，甘饮者为热，少饮即止或摇头嗳气者为寒。更有舌光绛如剥皮者，阳回宜兼顾阴。细辨自然明了。庄公在田谓急惊多先发热，乃惊搐，甚则角弓反张，是阳症；慢惊多由吐泻，或误药攻散，寒凉太过，非猝致者，是阴症。总序辛热温补二方，补前贤所未备，救无限误毙之婴孩，《福幼》名篇，洵无愧色。

疗法：余先用逐寒荡惊汤，继以附桂理中汤。

处方：胡椒、炮姜各一钱，丁香十粒，布包灶心土三两，煮水澄清。煎药频灌，能少啜乳，再进一剂。

接方：高丽参二钱，白术三钱，干姜钱半，炙草六分，附子二钱，煎成，泡玉桂心八分，多灌。

结果：至一星期渐效，而身软如绵，效似太缓也。希明弟惯与港商游，商再荐西医接诊。讵三日，危状如前，乃邀余以前法救治。甫见效，又请西医善后，则未三日，呼吸垂危，小桐棺已备矣。弟妇固求，余姑以北京同仁堂黑锡丹五十粒，研细，分多次以姜汤开灌。连用二日，进以附桂理中汤。十日后，再用其二理中地黄汤。一照庄公，随时加减。最后以香砂六君加减。共三月余，始痊。昔澳门葡国副提督之公子患此，西医均决定不能，过六小时。余友骆君秀石，半月温补治愈。中医此等治验，有何谬巧？余但以一婴儿，服辛温重补过百余剂，且三月内，方稍轻，药偶歇，病已立变，必经久乃置诸安痊。见得勿负气为进德之基，不忍弃为仁人之语已耳。医事然，凡事何莫不然欤？

　　按：慢脾风症，同一脾肾两亏，虚风内动，然有脾阴、脾阳之各异。如补脾阴虚损，当救以理中地黄汤；若补脾阳衰弱，当救以附子理中汤。此案脾命阳衰，阳损及阴，故先用附桂理中汤，继用理中地黄汤，阴阳递补而愈。所异者，必迟至三月余而始痊耳。景岳云："虚症难医，百补无功。"洵不诬也。

绍兴何廉臣谨按

下 编　经典医案

【简　译】

病者：我侄女，时年一周岁，住在广东省香山县。

病名：慢脾风。

原因：盛夏的一天半夜，我听到有敲门声，迎进来一看，原来是我堂弟希明的媳妇杨氏，想请我为她女儿治病。侄女仅有一周岁，杨氏抱着她来到床边坐下。

症候：患者面色苍白如纸，口鼻气冷，双眼睁开，嘴巴张开，手足时有轻微抽搐。询问后得知其上个月感染风寒，经中西医治疗，不但无效，反而上吐下泻越来越严重，出现了以上症状。

诊断：患者双手冰冷，我用一指按其脉，脉弱如丝，指纹隐伏，证属脾肾虚寒。双眼睁开，嘴巴张开，是脾阳失守所致；手足时有轻微抽搐，为肾阳浮越，虚火冲脑，脑筋引动所致。据此已可知本病为慢脾风。民间有一说法：不能分辨急慢惊风时，可试饮胡椒汤，观察患者是否好转。此病鉴别有些类似中风昏厥，目张口开、双手紧握的为实证，目闭口张、双手摊开的为虚证。如果是阳盛格阴，脉象虽微弱，久按却越发明显，体肤虽冷，却面色红赤，小便短小，大便或硬或溏，为真热假寒证；如果是阴盛格阳，体肤虽热，脉象虽有力，重按则微弱无力，面色淡红如桃花，二便滑利清长，即使嘴唇干裂，舌苔色黑，心烦口渴，只要舌底不是非常干焦，便是真寒假热证。再参考患者的饮水情况，多饮者为热证，不爱饮水或摇头嗳气者为寒证。更有甚者，舌面红绛光洁如剥皮的，阳气回复后要兼顾养阴。这些只要仔细分辨，自然明了。庄在田认为，急惊风多先发热，随后惊悸抽搐，甚至角弓反张，属阳证；慢惊风多因吐泻过度，或是误用攻散寒凉药太过，不是急促发病者，属阴证。其治用辛热温补两类方药，补充了前贤在这方面的不足，救治了无数误治濒死的婴孩，称其所著《福幼编》为名篇，一点也不过分。

疗法：我先用逐寒荡惊汤，后用附桂理中汤。

处方：胡椒、炮姜各一钱，丁香十粒，布包灶心土三两，煮水澄清，煎好药后频频灌服，等到能少量吃奶后，再服一剂。

续方：高丽参二钱，白术三钱，干姜一钱半，炙甘草六分，附子二钱，煎好药后，将肉桂心八分放入药水中浸泡，多次灌服。

结果：服药一周后渐见疗效，但患者身软如绵，家属有点嫌疗效太慢。希明平时经常与港商来往，港商推荐了香港的西医接诊。不料仅过三日，患者的病情又转危重，于是希明又请我用以前的方法救治。刚有点见效，他又改请西医调治，还没过三日，患者便出现呼吸困难，病转垂危，连给后事用的小桐棺也准备好了。杨氏又来恳求我救治，于是我用北京同仁堂的黑锡丹五十粒，嘱研细后分多次用姜汤灌服。连用两日后，改用附桂理中汤。十日后，再改用理中地黄汤。此等疗法，完全是按照庄在田的方法，据证施治。最后用香砂六君汤加减。共用三个多月患者才痊愈。以前澳门的葡国副提督儿子患有此病，西医们会诊讨论六个小时，仍未能确定治疗方法。后请我的好友骆秀石诊治，采用的也是温补之法，用半个月即治愈。中医此等治疗经验，哪有什么捷径？我用温补重剂治疗这个因一再误治而病至垂危的婴孩，用药一百多剂，而且三个月内，只要方药稍为减缓，病即转重。经过长时间治疗，病才好转。作为医生，为了患者的健康，不能因家属的转诊而生气，只要有一丝希望就不能放弃，这才是医生应有的医德。

按：慢脾风证，虽属脾肾两亏，虚风内动，但有脾肾阴阳虚衰的不同。如属脾肾阴虚，当用理中地黄汤；如属脾肾阳衰，当用附子理中汤。此案属脾阳命门阳衰，阳损及阴，故先用附桂理中汤，后用理中地黄汤，达到阴阳互补而治愈。采用不同的做法，用时三个多月之久才治愈。张景岳说："虚症难医，百补无功。"确实不是胡言。

绍兴何廉臣谨按

（1）辨证方面。

患者先是感染风寒，经中西医治疗，不但无效，反而吐泻渐重，症见面色苍白如纸，口鼻气冷，双眼睁开，嘴巴张开，手足时有轻微抽搐，双手冰冷，脉弱如丝，指纹隐伏，病情危重。刘蔚楚先生认为，双眼睁开，嘴巴张开，是脾阳失守所致；手足时有轻微抽搐，为肾阳浮越，虚火冲脑，脑筋引动所致。诊为慢脾风，证属脾肾虚寒。他在本案中还作了真热假寒和真寒假热的鉴别诊断。

（2）治疗方面。

刘蔚楚先生按照庄在田治疗慢脾风的方法，先用逐寒荡惊汤，后用附桂理中汤，等到阳气渐复后，改用理中地黄汤，达到阴阳互补的目的。他治疗误治后的坏病，遵循张仲景的教诲，"观其脉证，知犯何逆，随证治之"，谨守病机，以脾肾阳衰为主线，据证加减用药，最后用香砂六君汤加减，培补中气以善后。整个治疗过程历经三个多月，异常惊险，所幸危病终于治愈。

（3）强调医德。

本案治疗过程跌宕起伏，患者家属因心急，多次在稍有疗效后，转请香港西医治疗，以致数次历险。但刘蔚楚先生毫无怨言，他认为，作为医生，为了患者的健康，不能因家属的转诊而生气，只要有一丝希望就不能放弃，这才是医生应有的医德。

（赖海标）

黄疸肿胀案

【原　文】

黄弼臣，年二十外，住广东香山。

弼臣，黄植庭师第十三世兄也。以事赴省，游于河，荡舟堕水，旁①人援起，归寓即病。更医愈重，乃回香山就诊焉。

病状：肌肉、眼球、涕唾皆黄，全身肿胀，胸腹隆起，小便全无，仰卧不能转侧，气微喘，微热，恶寒甚，重衾不温。诊其脉紧实，舌苔②厚而黄黑且干。余曰："黄疸。"喻嘉言谓《伤寒论》重外感，《金匮》亦论外感，而注重内伤。此病多似女劳疸，弼兄既未有室，又不冶游，劳于事非劳于色，病因筵宴应酬，湿热凝滞，感寒饮水，扰乱受惊。《经》曰："三焦者，中渎之府也，水道出焉。"又曰："上焦如雾，中焦如沤，下焦如渎。纯是手少阳相火温度，一种蒸化水精之象。三焦上下相连，通于各脏腑，上连肺而下连肾，经属手少阳，与足少阳胆经均司转动之枢机。明乎此，则知此病之治法矣。今治中焦，当责胆与胃，而非先通其上下焦不可。内外并病，自应表里兼筹。《内经》有"开鬼门，洁净府"之法，是从汗而泄其热于肌表，从下而泄其湿于小便。法正适用，而外寒包内热者斯解矣。茵陈蒿汤主之。茵陈蒿四钱，去栀子，加甘草梢③八分，麻黄（开水泡透）二钱，细辛、白芍各钱半。水三碗，煎至碗余，后下大黄三钱，煎作一碗服。《金匮》治阴黄，既有茵陈附子汤，治湿热，又有麻黄连轺赤小豆汤。余治外寒，独不可加麻、辛以发汗行水乎？况胸腹隆起，鼓之如鼓，则膀胱之气郁而胀可知。非通其外，何以通其内？加以上微喘，下小腹拘急，小便点滴俱无，苦迫难堪。另细研麝香二分，放脐中；洒水炒软葱白数斤，轮流温盖之。

---

① 旁：原本作"榜"。
② 苔：原本作"胎"。
③ 梢：原本作"稍"。

服药，黄汗渐出，再约四五小时，小便点滴出，色黄赤。次日，喘止而小便未多。前药减麻黄至一钱，细辛七分，大黄后下钱半，服二剂。徐洄溪谓治黄疸，须别求单方。余取绿豆浸出之芽菜二斤，水三大碗，煎成一碗，照服二次，而脉沉滑，小便略长，胀略消（此菜清利，用之小便热闭者极佳）。再仿茵陈五苓散，去桂枝，改用土茵陈四钱，二苓各三钱，泽泻二钱，加栀子钱半，甘草梢六分，朴硝一钱，煎服三剂，并以生辣椒小树正根全条煎水（此根温脾行水，明知内热，因堕水留湿故用之）。又黄皮树根，取壮大者，长约五寸，斩片煎水（此根味微苦，气辛，善消胃腹肝胆癖积，与辣椒根俱能治肿胀黄疸）。俱加入猪胰子①，饮之以助药力。治一星期，能起坐。啜糜粥，胀未尽消，改用韩氏茵陈橘皮汤。土茵陈三钱，广皮一钱，生姜皮八分，法夏钱半，茯苓皮二钱，加大腹皮绒三钱，甘草梢八分，栀子、黄柏各钱半，鸡肫皮②三钱，煎服（此药能化滞，兼消胆砂、肾砂）。另每日二次，研细朴硝、烧皂矾各五分，麦芽水送下。西说肝为腺甚巨，中部附有胆囊，储肝所生之胆汁，以助胃消化。病则胆汁过多，流溢于血液诸管，走窜于周身，故发黄疸，观于呕吐与便溺，色有黄黑变化。其说不诬。此硝石矾石散，张寿甫先生亦用皂矾，惟硝石则用火硝，谓矾石含有铁质，又具金味，善理脾湿，并制胆汁之妄行；火硝燥湿力大，胆汁溢于血中，布满周身者，能使降下。余当时未识用火硝，先生于中药多有实验，其说不诬也。

时治病三旬，胀消黄退，胃纳大强矣。一日，食太过量，忽腹胁胀痛，先寒后热，口苦欲吐，其脉强弦，纯似正疟。余曰："运化窒滞，胆气郁甚而横决，故有此。"宜转枢少阳胆经，顺达其余邪，法亦不外小柴胡加减也。北柴胡三钱，法夏二钱，酒炒黄芩钱半，甘草八分，红枣三枚，生姜二小片，去人参，加广皮八分，麦芽、厚朴、苏梗各钱半，鸡肫皮二钱，白豆蔻末八分，煎服三剂。另每日二次，以药胶筒装金鸡纳霜，先一分，后五厘，开水送下。越三日，乃去姜、枣、黄芩，减柴胡至钱半，停服金鸡纳霜，加大青叶、木通、滑石各一钱半。十日疟除。治共月余矣。

此后运脾安胆，化湿和中，药甚平淡，又一月而诸恶廓清。此病治甚烦难，余初不愿独任，后亦不过侥幸获效而已，敢过于自信耶？

---

① 胰：原本作"痍"。猪胰子：猪胰脏，又称猪横脷。

② 鸡肫皮：又称鸡内金。

注：白豆蔻产外洋，味辛性热，温暖脾胃，流行三焦，化食宽膨，散滞解酒，止吐定痛，去湿驱寒之品也。凡行气药多燥，惟豆蔻功用在气，气行而并不留热，又可加入诸药中，取其和协。再次则荜茇、乌药，亦可酌选耳。

【简　译】

黄弼臣，时年二十多岁，住在广东省香山县。

患者是黄植庭老师的第十三个儿子。他因为到省城广州办事，游船时不慎落入水中，被人救起后，回到住所就发病了。看了几个医生，病情非但没有好转，反而越来越重，于是回到香山治疗。

症状：肌肤、巩膜、鼻涕口水皆黄染，全身肿胀，胸腹隆起，无尿，仰卧不能转侧，轻微喘促，低热，恶寒明显。脉象紧实，舌苔黄黑干厚。我诊断为黄疸。喻嘉言认为，关于黄疸，《伤寒论》以外感立论，《金匮要略》虽提及外感因素，但更注重内伤。此病类似女劳疸，但患者还没有家室，也没有冶游史，因此可排除，考虑其病是因为应酬较多，导致湿热停滞，后又感染寒邪，扰乱受惊。《黄帝内经》曰："三焦为决渎之官，通调水道，是水液代谢的通道。"又曰："三焦各有其司。上焦如雾，轻清布散水谷精微；中焦如沤，能消化腐熟，吸收水谷精微；下焦如渎，如水沟一样排出水湿等代谢废物。"此病考虑为手少阳郁热，热蒸湿聚。三焦属手少阳，通达各脏腑，上通于肺而下达于肾，与足少阳同是气水转运的枢机。治中焦，应当调理胆与胃，而非宣上焦、通下焦。内外同病，宜表里同治。《黄帝内经》中治疗水液代谢疾病的基本治疗方法，即"开鬼门，洁净府"之法。"开鬼门"是通过发汗而从肌表泄其热，"洁净府"是通过利尿而从膀胱利其湿。如果治法得当，外寒内热证就可以治好了。方用茵陈蒿汤。茵陈蒿四钱，去栀子，加甘草梢八分，麻黄（开水泡透）二钱，细辛、白芍各一钱半。用三碗水煎至一碗多水，后下大黄三钱，煎成一碗内服。《金匮要略》中用茵陈附子汤治疗黄疸，利用其温阳脾化气行水的作用，治疗湿热，则用麻黄连翘赤小豆汤。我治疗寒湿证，通常加麻黄、细辛以发汗利湿。患者胸腹隆起，叩之如鼓，是因膀胱气化不利、郁胀所致。患者微喘，小腹拘急难受，一点尿也没有。嘱其细研麝香二分，放在脐中；洒水炒软葱白数斤，轮流盖住腹部，温敷肚脐。

服药后，患者黄汗渐出，四五个小时后，小便也点滴排出，尿色黄赤。第二日，患者就没有气喘发作了，但小便量还是不多。我调整一下前方，将麻黄减至一钱，细辛减至七分，大黄（后下）减至一钱半，服两剂。徐洄溪认为，治疗黄疸，须别求单方。我取绿豆芽两斤，加三大碗水，煎成一碗，日服两次。服药后，患者脉象转沉滑，小便量稍微增加，肿胀稍有减轻（此菜以清利为主，用治热闭型小便困难效果极好）。随后用茵陈五苓散，去桂枝，改用土茵陈四钱，茯苓、猪苓各三钱，泽泻二钱，加栀子一钱半，甘草梢六分，朴硝一钱，煎服三剂，并用生辣椒树根煎水（根据温脾行水之法，该患者虽有内热，用此树根是取其祛湿之用）。再加入黄皮树根，选粗大的，长约五寸，切片煮水（此树根味微苦，气辛，善于消除胃腹肝胆积滞，与辣椒根一样能治肿胀黄疸）。最后加入猪横脷煎煮，喝下以助药力。用药一周，患者就能够坐起。因其喝粥后还有轻微腹胀，于是改用韩氏茵陈橘皮汤。土茵陈三钱，广陈皮一钱，生姜皮八分，法夏一钱半，茯苓皮二钱，加入大腹皮绒三钱，甘草梢八分，栀子、黄柏各一钱半，鸡内金三钱，煎服（此药能消食化滞，兼消胆砂、肾砂）。另外，研细朴硝、烧皂矾各五分，用麦芽水送下，每日两次。西医认为，肝脏体积很大，中间附有一胆囊，肝脏分泌的胆汁储存于胆囊之中，胆汁能助胃消化。如果胆汁过多，溢出胆管并随血液流窜全身，就会出现黄疸、呕吐、小便颜色深黄等症状。这种说法不假。对于硝石矾石散，张锡纯先生将其中的矾石用皂矾代替，硝石则用火硝代替。他认为矾石含有铁质，具备金的属性，善于理脾祛湿，能制约胆汁妄行；胆汁溢于血中，循行布满周身，火硝燥湿力大，能使其敛降。我当时不了解火硝的功用，张锡纯先生常用此药于临床，他的经验应该是可信的。

治疗约三十日后，患者腹胀消，黄疸退，胃纳改善。有一日，患者大量进食后，又出现腹胁胀痛，先恶寒后发热，口苦，恶心欲吐，脉象强弦，类似正疟。我认为这是胆气犯脾所致，胆气郁滞，脾运失司，宜转枢少阳胆经，药用小柴胡加减。北柴胡三钱，法夏二钱，酒炒黄芩一钱半，甘草八分，红枣三枚，生姜两小片，去人参，加广陈皮八分，麦芽、厚朴、苏梗各一钱半，鸡内金二钱，白豆蔻末八分，煎服三剂。另以药用胶囊装金鸡纳霜，先用一分，后减为五厘，开水送服，每日两次。用药三日后，去姜、枣、黄芩，减柴胡至一钱半，停服金鸡纳霜，加大青叶、木通、滑石各一钱半。十日后，寒热消退了。共用药一个多月。

随后以运脾安胆、化湿和中的方药善后，药性较为平和。用药一个月后，患者痊愈。此病治疗艰难，最后能够治愈，也是侥幸获效而已。

注：白豆蔻产自国外，味辛性热，可温暖脾胃，流行三焦，化食宽膨，散滞解酒，止吐定痛，祛湿驱寒。行气药多属性热，但豆蔻能使气行而不留热，又可加入诸药中，取其和协。荜茇、乌药也有类似功用。

按语

（1）辨证方面。

患者落水受寒，随后出现肌肤、巩膜、鼻涕口水皆黄染，全身肿胀，胸腹隆起，无尿，仰卧不能转侧，轻微喘促，低热，恶寒明显，脉象紧实，舌苔黄黑干厚。排除女劳疸，考虑其病是因为应酬较多，导致湿热内停在先，感染寒邪在后，病机为少阳郁热，热蒸湿聚。

（2）治疗方面。

本案治疗极为艰难，尝试了多条方剂。先用茵陈蒿汤加麻黄等药，同时用麝香和葱白温敷肚脐，患者服药后汗、尿微出，症状稍减。后用茵陈五苓散，去桂枝，加栀子、甘草梢、朴硝等药，患者服药后症状逐渐改善，精神好转，但稍有腹胀，于是改用韩氏茵陈橘皮汤加大腹皮、鸡内金等药，同时用麦芽水送服朴硝、烧皂矾末，以行气、消食、化滞。患者症状逐渐好转后，又因大量进食，出现腹胁胀痛、寒热口苦等症状，用小柴胡加减治疗后，症状消退。最后以运脾安胆、化湿和中的方药善后。因患者饮食不节，病情曾一度反复，前后历时两个多月才治愈，治疗过程可谓艰辛曲折。

（3）本案特色。

一是用茵陈蒿汤加麻黄等药以退黄，开表、利尿、通腑并用，三管齐下，使邪有去路。

二是用本地药材，即平时很少入药的生辣椒树根和黄皮树根，既能消胃腹肝胆积滞，又能治肿胀黄疸。

三是用猪横脷以助药力。猪横脷有健脾胃、助消化、祛湿气的功效，至今仍是中山人常用的药膳食材。

　　四是善用外治法以助内服。用麝香和葱白温敷肚脐，温脾通络以祛湿消滞。

（**孟繁甦　赖海标**）

中暑挟痰案

【原　文】

黄母邝太夫人，年七十六，由广西抚署回香山原籍。太夫人，黄中丞植庭夫子之正配，余师母也。体肥多痰，患足疾，少行动。盛夏猝仆，病甚。

诸世兄促余往诊。脉洪实，色暗浊，唇深红，舌厚腻，两腋汗多，壮热引饮，言语蹇涩，口角流涎，神志昏昏，二便直下。余曰："此外中之暑热，扰动内伏湿痰，浊邪弥漫三焦。阻其枢机，责在胃、肺。"王士雄引《内经》"在天为热，在地为暑"，断定暑即是热。或以富贵家纳凉广榭，瓜果前陈，寒中致病。疑暑有阴阳，未免入误。且温者暑之渐，暑者热之极，前哲云然，读书者亦宜省记也。但暑有兼湿者，有不兼湿者。湿温已经化热，便不治湿，此则必兼治湿，惟不宜发汗，香薷饮不中与也。暑邪外袭，湿痰孔张，白虎汤不可与也。二便自利，承气更不可与也。病三日，而医者于四诊，仅诊其半，徒畏其年老，谈经说古，指为风门直中类中，方则风引汤、地黄饮子乱投，雄视高谈，"宋人议论未定，兵已渡河"矣。

此病人应尽知为中暑。所伸论者，肺脏形如海绵，富有弹力性，内有诸细管通气，随胸腔容积而缩张，即起呼吸运动。与支气管相接处有肺门，炎暑烁蒸，肺、胃之湿痰熬为黏质，肺门黏室，所以言语蹇涩。气阻则不能收摄，所以口角流涎。头者精明之府，肺主天气，气阻则艰于吸清吐浊，清气不上达，头能遂其精明、脑能司其知觉乎？热迫下注，所以二便直流。口舌空争，病乃滋炽，势急矣！筹治非清肺胃、通经络、涤胶痰，乌乎可？

药用鲜藿香叶六片，捣碎入茶碗，加盐七颗，猛开水泡入，盖密和暖，取饮。叶味辛气烈，通气解暑，逐秽降痰。苟暑病壮热引饮，石膏、羚、犀弗效者，饮三二次，往往有效。方拟通络饮。鲜荷叶边、西瓜翠衣、丝瓜络各三钱，扁豆花二钱，去竹叶、银花，加六一散（布包）二两，射干、真建兰叶各二钱，橘红花、羚羊角各八分，煎和竹沥一两服。藻泉六兄亦知医，问六一散何以重用。余曰："肺与大肠相表里，肺清则热不下迫。西医谓，水入于胃，吸管随即抽吸入肾。滑石外疏毛窍，内清湿热，水管通活，便不下溜于小大肠，归于膀胱而去，即可止大肠之泻，而胃气借以回复。此刘河间得意之方也，滑石正是要药。倘急图止其二便，热无从泄，不上逆以生变乎？"藻兄释然。

此类药服三剂，热退，神未甚醒。再五剂而便泻止，小水仍多。余曰："毋虑也。"改用千金三仁汤。滑石（布包）一两，厚朴一钱，法夏二钱，白蔻仁八分，去杏、苡、通、竹，加花礞石、真兰叶各三钱，射干、甜葶苈各二钱，橘红花八分。煎成，入竹沥一两服。此外，或加丝瓜络、扁豆花、土[①]茵陈各二钱，郁金、面煨皂荚各钱半等。煎成，以煅皂矾五分、牛黄六分，和服。惟滑石一两、竹沥一两，未尝减去。有时渴而汗太多，则加石膏四钱、知母三钱。以言语未大清，故注意治热痰也。脉左渐缓，右寸关洪实，故主通豁肺、胃也。此类加减，约月余，诸病渐退。此后清养肺、胃，总以六君为主，去白术，用高丽参钱半至二钱，云苓二钱，甘草三分，旧广皮六分，法夏钱半，加桑螵蛸、淮山药、覆盆子各二钱，麦冬、石菖蒲各六分，五味子三分，干茅根、金钗斛、鲜枸杞根、嫩稻秧各三钱，川木瓜钱半等类。又调养月余乃安。

太夫人寿登耄耋，藻兄谓余曰："家母年高病重，小便直流，用滑石已过三斤，兄知之乎？"余曰："学观其大，理汇其通。一孔不能洞五洲，一人不能备万能，一书不能废万卷。药有分量，病有重轻。无病身当，有病病当。病辨其所应辨，药用其所应用，尽其在我，何论老幼，弟未暇作统计表也。魏文帝《典论》云：'脏腑而能语，医师面如土。'然症未辨则病进，药果对则病退。病进便是错症误药，病愈便是识症合药，脏腑何尝不能语乎？是在临床诊病时，医者之肯听不肯听而已。"藻兄常笑引以为达言。

【简　译】

黄母邝太夫人，时年七十六岁，从广西巡抚衙门回广东香山老家居住。邝太夫人为黄植庭老师正妻，是我的师母，平素身体肥胖、痰多，因患有

---

① 土：原本作"士"。

足疾，故行动较少。她在盛夏时节突然跌仆，病情严重。

老师的儿子们力邀我前往诊治。患者脉象洪大有力，面色晦暗阴浊，唇色深红，舌苔厚腻，腋下多汗，高热，口渴多饮，言语不清，口角流涎，神志模糊，二便失禁。我说："这是因为感染了盛夏时节的暑热邪气，扰动了内伏的湿痰，浊邪弥漫三焦。调畅枢机，当在胃、肺。"王士雄引《黄帝内经》所说"在天为热，在地为暑"，断定暑即是热。患者是富贵人家，居住的庭院本就清凉，暑天又过食寒凉瓜果，以致寒湿内蓄。暑有阴阳这一说法不对。温者暑之渐，暑者热之极，此前贤之言，应牢记。但暑邪有兼湿的，也有不兼湿的。湿温如果已经化热，便不宜治湿，即使要清热兼治湿邪，也不宜发汗，香薷饮是不宜使用的。暑邪外侵，与体内的湿痰相互交织，白虎汤是不可用的。二便失禁，承气汤更不可用。患者病发三日，某医四诊，以其年老，谈经说古，竟说是风门直中类中之类的内伤杂病，乱投风引汤、地黄饮子等方药。正所谓"宋人议论未定，兵已渡河"，病情正危急，还在高谈阔论，是不切实际的。

这样的病证，应知是中暑。引申来讲，肺脏形如海绵，富有弹性，内部有很多细小的气道通气，随胸腔容积收缩或舒张，形成呼吸运动。与支气管相接处是肺门，经暑热蒸烁，水湿痰液被熬成黏稠的热痰，阻碍肺门气机出入，因此言语不清。气机阻滞失于收摄，所以口角流涎。头是精明之府，肺吸纳天然清气，气道阻滞则吸清吐浊功能受阻，清气无法上达清窍，头脑失其精明，感觉和运动功能因此不够灵敏。热迫下注，所以二便失禁。形势危急还在高谈阔论，病情只会越来越重。治疗上如果不清肺胃、通经络、涤胶痰，如何能治愈？

药用鲜藿香叶六片，捣碎放入茶碗，加盐七颗，以沸水泡入，盖密和暖，取饮。鲜藿香叶气味辛烈，可通气解暑、祛逐秽痰。如果患暑病高热、口渴，用石膏、羚羊角、犀角无效的，饮鲜藿香叶水两三次，往往有效。方拟通络饮。鲜荷叶边、西瓜翠衣、丝瓜络各三钱，扁豆花二钱，去竹叶、银花，加六一散（布包）二两，射干、真建兰叶各二钱，橘红花、羚羊角各八分，煎好后加入鲜竹沥一两服下。藻泉兄亦知医理，问我为何重用六一散。我说："肺与大肠相表里，肺清则热不下迫。西医认为，水进入胃以后，如果胃吸收功能好的话，水分可快速排空。滑石外疏毛窍，内清湿热，如果胃吸收功能好的话，水湿就不会直接下行大肠，而是通过水液代谢从膀胱排出，因此不但可止大肠之泻，而且可借此恢复胃气。这是刘河间的得意之方，滑石正是起重要作用的药物。如果急着想要固涩大小便，邪热无从下泄，可能会上逆而导致其他病变。"藻泉兄听后恍然大悟。

此类药物服了三剂，发热虽退，但神志尚未完全清醒。再服五剂后，腹泻虽止，但小便仍多。我说："不用担心。"改用千金三仁汤。滑石（布包）一两，厚朴一钱，法夏二钱，白蔻仁八分，去杏、苡、通、竹，加花礞石、真兰叶各三钱，射干、甜葶苈各二钱，橘红花八分。煎好药后，加入竹沥一两服下。此外，或加丝瓜络、扁豆花、土茵陈各二钱，郁金、面煨皂荚各一钱半等药。煎好药后，加入煅皂矾五分、牛黄六分，内服。只有滑石一两、竹沥一两，始终未曾减去。如果患者口渴或汗出严重，则加石膏四钱、知母三钱。患者的言语不是很清晰，因此要注重治其热痰。患者左脉渐缓，右寸关洪实，因此要注重通降肺、胃之气。使用此类药物加减治疗一个多月后，患者诸症大大减轻了。此后清养肺、胃，以陈夏六君汤为主，去白术，用高丽参一钱半至二钱，云苓二钱，甘草三分，广陈皮六分，法半夏一钱半，加桑螵蛸、淮山药、覆盆子各二钱，麦冬、石菖蒲各六分，五味子三分，干茅根、金钗石斛、鲜枸杞根、嫩稻秧各三钱，川木瓜一钱半等药。又调养了一个多月，终于痊愈。

邝太夫人过八十岁大寿时，藻泉兄对我说："家母年高病重，小便失禁，用滑石超过三斤，您还记得吗？"我说："学问观其大，渭水汇其通。一孔不能通五洲，一人不能备万能，一书不能代万卷。药有分量，病有轻重。无病时养身，有病时治病。辨其所应辨之证，用其所应用之药，关键在于医生的经验学识，而非依据老幼判断。魏文帝在《典论》中说：'患者的脏腑如果能开口讲话，医生将被吓得面如土色。'辨证不对病情就会加重，药用对了病邪就会退却。病情加重则说明辨证用药错误，病邪退却则说明辨证用药正确。如此说来，患者的脏腑何尝不是在用某种语言表达呢？关键在于临床诊治疾病时，医生肯不肯听而已。"此后藻泉兄将我这段话视为金句经常笑引。

按语

（1）辨证方面。

患者病发于盛夏时节，虽然年老，面色晦暗阴浊，言语不清，口角流涎，神志模糊，二便失禁，但唇色深红，舌苔厚腻，腋下多汗，高热，口渴多饮，脉象洪大有力。其是富贵人家，居住的庭院本就清凉，暑天又过食寒凉瓜果，以致寒湿内蓄。考虑其病因、病机是外感暑热邪气，扰动内伏痰湿，浊邪弥漫三焦，阻滞气机升降出入，病位在胃与肺。

（2）治疗方面。

治疗上以清肺胃、通经络、涤胶痰为法。先用鲜藿香叶加盐，泡沸水取饮。刘蔚楚先生认为，鲜藿香叶气味辛烈，有通气解暑、祛逐秽痰之功。如果患暑病高热、口渴，用石膏、羚羊角、犀角无效的，饮鲜藿香叶水两三次，往往有效。后用通络饮去竹叶、银花，加六一散，其中重用滑石，总量超过三斤，意在疏透清热。待患者症状减轻后，改用千金三仁汤通降肺、胃之气，清热化痰利湿。在患者病情逐渐好转后，以清养肺、胃为主善后，方用陈夏六君汤加减，既健脾和胃，又化痰理气。

（3）强调医德。

患者发病三日，某位老医生就诊治了四次，说是风门直中类中之类的内伤杂病，连用风引汤、地黄饮子等方，非但无效，反而越治越重，以致患者出现神志模糊、言语不清、二便失禁等重症。刘蔚楚先生认为，患者这样的病证，连普通医生也能判断是中暑。如果听从这位老医生的话，用固涩大小便的方法去治疗，使邪热无从下泄，可能会上递而导致其他病变。令他看不惯的是，这位老医生倚老卖老，在患者病情如此危急之际还在高谈阔论，谈经说古。本案劝谕后人，医生应该注重医德，钻研医术，才能救死扶伤，更好地为患者服务。

（赖海标）

温邪逆传心包络案

【原 文】

鲍德辉，年三十余，住广东香山县。

季春因公外出，回时热甚，以冷水洗澡后，头痛无汗，呛咳，恶风，舌干思饮。叠医未愈，渐昏妄谵语，循衣摸床。病两旬而势几不可为矣。

余到时，病者已移正寝，昏聩不知人，不语如尸厥，揭其唇，见舌尖纯赤，身微热，脉细数。余曰："此真所谓温邪逆传心包络也，医者初不风温兼治，甚则沉腻潜阳，不先顾上焦津液之竭。"陈平伯引喻氏"热邪极盛，三焦相火，最易内窜心包，闭塞络脉"，惟驳其过用辛香开散，温燥与热斗，立见其败，且谓无形之心神为热邪蒸围，非有形闭塞。补引薛生白炼雄黄、牙硝一法，其法仿①于《游宦纪闻》。余谓有形闭塞，则西说心房停歇矣。此则热邪走窜，煽乱神明。病在无形之热气，可无疑义，但此不兼痰，宜安宫牛黄丸研细，以银花、薄荷水开灌。此方芳香化秽浊而利诸窍，以咸寒保肾安心，以苦寒通泻火府，乃兼用法也，分次用三丸。次日，用紫雪丹二服，共二钱，温水俟冷调下。用牛黄丸者，由外入内；用紫雪丹者，由内达外。另频与以水磨犀角尖。膻中者，心主之宫城，正欲尽力解其围困耳。

三日，病者神醒，脉数大，舌深绛，胸翳，肌乍寒乍热，烦渴微汗。吴氏谓"温邪不解，每留恋膜原"，即系胸间膈膜。心肺又同居膈膜之上，去路即从来路也。伤寒论内外，而以少阳为中枢；温热论上下，而以膜原为中枢。症与书对，亦何忍卑之而别持高论耶？药拟软柴胡、知母、鲜芦根各三钱，鲜薄荷三片，射干、竹叶卷心、连荐②心、郁金、苏梗、佩兰叶、牡丹皮、卫茅各二钱（卫茅，一名鬼箭羽，苦寒，通经络，堕胎、杀虫、祛祟。徐洄溪医案用之以射鬼，其说甚怪。但北方者形似棕色树根，

---

① 仿：原本作"昉"。

② 连荐：又称连翘。

无效；广东者形似黑色树须，能通血热，凡癥疗、夹色等病，用之殊佳）。

五日间，热先退，胸舒，烦渴未止，有汗，脉洪大。加入丝瓜络、连心麦冬各二钱，石膏亦能清肺，故用五钱。此类药与前酌换，约半月，病去其大半。乃以西洋参、连心麦冬各一钱，五味子五分，元参二钱，兼五汁饮温服以润之。再用鲜生地四钱，旱莲草、女贞子各二钱，阿胶珠钱半。此时宜润下以制上炎，约十余日。共治已月余矣，病者痊。

余因思韦姐丈前案，误于攻滋寒热杂投。医者睨视雄谈，高则高矣，其如对于病，惟其名未惟其实何。此病初亦未善清通，以致逆传。天地之大德曰生，至贵之重器曰命，似未便掉以轻心，刚于执拗也。

【简　译】

鲍德辉，时年三十多岁，住在广东省香山县。

患者在农历三月因公外出，回家时身体燥热，用冷水洗澡后出现头痛、无汗、呛咳、恶风、舌干欲饮症状。换了几个医生也未治好，症状逐渐发展为神志不清、说胡话、双手无意识地乱摸东西。发病二十日，越治越严重，家属有点束手无策了。

我到诊时，患者已被转移到床上，神志不清不能认人，如死人般不能说话，揭开其嘴唇，只见舌尖呈深红色，身体微热，脉象细数。我说："这是温邪逆传心包，是前医当初没有治好风温，不顾上焦津亏，反而沉降邪热所致。"陈平伯引述喻嘉言的理论"热邪极盛，三焦相火，最易内窜心包，闭塞络脉"来认识此病是对的，但他过用辛香开散药物的方法，可致温燥于内、热闭于外，很快会使病情加重。心神是被无形的热邪闭困的，而非被有形的邪气闭塞。薛生白的炼雄丹①制作方法效仿于《游宦纪闻》一书。我所说的有形闭塞，即西医所说的心房停歇。这是因痰热蒙闭心窍，扰乱心神所致。此病未兼夹痰湿，认为其发于无形之热气，应无疑义，因此宜研细安宫牛黄丸，用金银花、薄荷煮水，撬开嘴灌服。此方芳香化浊，畅利诸窍，以咸寒保肾安心，以苦寒通泻小肠，属兼用之法，分两次服用，共用三丸。第二日，用紫雪丹二钱，分两次内服，用温水放冷后调服。安宫牛黄丸的作用方向是由外入内；紫雪丹的作用方向是由内达外。此外，

---

① 炼雄丹以雄黄、牙硝炼成，可直走心窍，涌吐痰涎。

另用犀角尖磨水频服。膻中，可以说是心君的宫城，现在的治疗方法就是尽力解除宫城的围困，使无形的邪热能向外消散。

到了第三日，患者苏醒，脉象洪大，舌质深绛，胸闷，肌肤时寒时热，烦渴微汗。吴鞠通说"温邪不解，每留恋膜原"，膜原即胸间膈膜。心肺同居膈膜之上，邪去则正安，邪气的去路就是其来路。伤寒论内外，以少阳为中枢；温热论上下，以膜原为中枢。病证与方书相应即可应用，不应贬低前贤而另立高论。药用软柴胡、知母、鲜芦根各三钱，鲜薄荷三片，射干、竹叶卷心、连翘心、郁金、苏梗、佩兰叶、牡丹皮、卫茅各二钱（卫茅，又名鬼箭羽，性苦寒，通经络，可用于堕胎、杀虫、祛邪。徐洄溪医案用卫茅以射鬼，此说不可信。产自北方的卫茅，形似棕色树根，无疗效；产自广东的卫茅，形似黑色树须，能通泄血热，对于癥疗、夹色伤寒等病，用后效果特别好）。

到了第五日，发热已退，胸部舒畅，但还是心烦口渴，有汗，脉象洪大。药用丝瓜络、连心麦冬各二钱，石膏既能清胃又能清肺，故用五钱。此方与前方视病情适当加减，服药大约半个月后，病好了大半。改用西洋参、连心麦冬各一钱，五味子五分，元参二钱，兼用五汁饮温服以滋润。再用鲜生地四钱，旱莲草、女贞子各二钱，阿胶珠一钱半。此方润下以制上炎，服了十多日。共治疗一个多月，患者痊愈。

我想起之前韦姐丈的医案，因用药攻补无序，寒热失度，致使误治。主诊医生高谈理论，但对于临床实践，只见其标，未及其本。此病刚开始治疗时清通不够，以致病情逆转。生命是天地之大德、至贵之重器，应当敬畏生命，不能够掉以轻心，偏执于己见。

按语

（1）辨证方面。

农历三月，广东中山的天气已比较炎热，患者外出办事回来后身体燥热，用冷水洗澡后出现头痛、无汗、呛咳、恶风、舌干欲饮症状，此时应为外寒内热证。但前来医治的几个医生均未能正确诊治，以致发病二十日，越治越严重，症状逐渐发展为神志不清、说胡话、双手无意识地乱摸东西。家属这才请刘蔚楚先生诊治。刘蔚楚先生到诊时，患者已神志不清不能认人，也不能说话，揭开其嘴唇，只见舌尖呈深红色，身体微热，脉象细数。他指出，这是温邪逆传心包，是前医当初没有治好风温，不顾上焦津亏，反而沉降邪热所致。他认为，伤寒论内外，以少阳为中枢；温热论上下，以膜原为中枢。此等见解，是颇具经验学识的。

（2）治疗方面。

本案治疗时，先用金银花、薄荷煮水，送服研细的安宫牛黄丸，有芳香化浊、畅利诸窍的功效，以咸寒保肾安心，以苦寒通泻小肠，属兼用之法。后用冷开水调服紫雪丹，另用犀角尖磨水频服。又用软柴胡、知母、鲜芦根、鲜薄荷、射干、竹叶卷心、连翘心、郁金、苏梗、佩兰叶、牡丹皮、卫茅煮水内服，有清热凉血、芳香化浊、理气解郁的功效。待病情缓解后，改用润下以制上炎的治法善后。如此严重的疾病，一个多月就治愈了。

（3）用药方面。

本案用药颇具特色，既用名贵中成药，也用复方中药煎服，还用犀角尖磨水频服，金银花、薄荷煮水送服，冷开水调服等平时非常少用的服药方法。安宫牛黄丸的作用方向是由外入内，紫雪丹的作用方向是由内达外，可谓相辅相成。此外，刘蔚楚先生临证从实际出发，不妄信名家，指出清代名医陈平伯过用辛香开散药物的方法治疗温热病，可致温燥于内、热闭于外，会令病情加重。

（赖海标）

秋燥吐血兼伏暑案

【原 文】

孔丽川，年三十八，住上海北四川路横浜桥永利泰五金行。

孔君当永利泰行经理，盛暑因商务逾月奔驰，季秋病发，余往诊则在秋末矣。病者壮热，烦渴，微喘，不食，吐血盈盘，舌干红；困卧而不能起，目张而不能合，时或似睡非睡，则盗汗出，溺短便结，脉洪数。余曰："此燥甚伤其肺津胃液，中西药或太涩，或太散，未当也。"

喻嘉言引《内经》"秋伤于燥，上逆而咳，发为痿厥"，著《秋燥论》，订正"秋伤于湿"，一"湿"字，豕亥之讹。费伯雄谓："解《经》者多湿燥混淆，惟喻公独具只眼。"只论中拘定秋不分不燥，未得圆相，因伸明燥者，干也，对湿言之也。立秋后，热气去，燥气来。初秋尚热，则燥而热；深秋既凉，则燥而凉。以燥为全体，而以热与凉为之用，须兼此两义云。固精核之言也。余谓天气有变化，燥病须察热与凉，不必拘定初秋必热、深秋必凉，乃善会前贤之意者。

秋云暮矣，而脉症纯热，肃降肺、胃，宜清金保肺饮。金钗斛、南杏仁、瓜蒌仁各三钱，茜草、沙参各二钱，去二冬、蛤粉、玉竹、芩、贝，加鲜杷叶、鲜枸杞根、冬桑叶、茅根、熟[1] 薏仁肉、侧柏炭各三钱，布包旋覆花、旧贯众炭二钱，煎服。另多与以生藕汁，又以汁下旧十灰散，每服钱半。三剂，喘定、热退、血减、盗汗止，仍不寐不食，不能起，大渴引饮，脉转洪大，舌更全赤，如以朱砂造成。询得冒暑劳苦，已觉时有不适。其为先伏暑热，发于秋燥，热燥合伤其营液，亦可知也。

玉女煎，去牛膝，用生石膏一两，知母四钱，麦冬二钱，粳米两杯，煎和鲜生地汁一杯服。奈舌赤退，次日复赤。叶天士谓热病初不甚烧，有清导之而反大烧者，烧退再烧者，舌忽变色者，是伏邪外达。甚则肢冷寒战，是正与邪争。脉无变象，则不必多疑。余仍前方三剂，溺渐长，大便

---

① 熟：原本作"孰"。

秘，未思食。以润肠丸法导其下，以通其中上，是导出伏邪、滋生营液之法也。蜜浸麻仁、秦艽① 各三钱，大黄二钱，桃仁一钱，皂角仁钱半，去归尾、羌活，加甘草八分。大便得下，舌色退，次日复纯赤如朱砂。计已三次，治病亦已九日矣。虽纳粥，盗汗早止，而令热汗反多，血由唾中带出，神志默默，不能起坐。药效颇迟，余心焦亟，乃决意以重剂白虎与之。生石膏八两，知母三两，旧稻谷五钱，甘草八分，另煎贯众炭、生地炭各三钱，水磨犀角尖五分，和服。越日始能起坐，不大渴，而血未全止，脉右寸关沉数。应从滋降不腻立法也。鲜茅根八钱，重楼金线、金钗斛、真建兰叶、知母各三钱，紫苑、郁金、茜草、生龙骨、牡蛎各二钱，百草霜、盐水泡黄柏各一钱。藕汁已连日必用，即以此汁送下旧十灰散，每次一钱。十服，血全止，脉转沉数，腰足软弱惫。此时宜滋水制火，健运肝肾。酥炙败龟板、大生地、知母各三钱，盐水泡黄柏、广皮各一钱，加熟蕤仁肉、川续断、杜仲、锁阳各三钱，女贞子、沙参、桑枝、百② 合、麦冬、合欢皮、鹿衔草各二钱，牛膝三钱。即健步虎潜丸加降润法，共治月余乃瘳。

孔君此后往还，敬礼有加，笃厚君子也。或谓此病全是伏暑。余曰："秋燥何尝无，初诊时现状，后脉象、舌色，层层变化，知病兼伏暑。远因愧无先见之明，幸药随病转，病已痊愈，差告无罪已耳。"

又族嫂郑氏一婢，年九岁，初是风热病，迨病重。下午三时，犹能走行而领至余家也。望其色暗白，脉微散，舌苔厚甚，如白灰堆满，中遍起突点，真是珍珠舌。告以必服寒药太过，变在顷刻，速与四逆汤。不信，傍晚毙矣。此舌亦是不多见者，脉症可辨，法当温运也。附述之。

【简　译】

孔丽川，时年三十八岁，住在上海北四川路横浜桥永利泰五金行。

患者是永利泰五金行经理，时值酷暑，因经商事务奔波一个多月，到了农历九月开始发病，我前往诊治时已是秋末了。其高热、烦渴、微喘、无食欲、吐血盈盘、舌干红；困倦卧床不能起身，眼睛张开不能闭合，似睡非睡；盗汗，小便短赤，大便干结，脉象洪数。我说："这是燥邪深重，

① 艽：原本作"芄"。
② 百：原本作"白"。

损伤肺津胃液，之前用过的中西药物，不是太过收涩，就是太过耗散，属于使用不当。"

喻嘉言著《秋燥论》，将《黄帝内经》"秋伤于湿，上逆而咳，发为痿厥"中的"秋伤于湿"订正为"秋伤于燥"。费伯雄说："解读《黄帝内经》的人多混淆了湿燥，唯有喻公独具慧眼。"《秋燥论》指出：燥者，干也，是相对于湿而言。立秋之后，热气去，燥气来。初秋尚热，表现为燥而热；深秋既凉，表现为燥而凉。因此，燥是体，热与凉是用，须兼顾"体用"两义。可谓精辟之言。我认为，天气有变化，燥病应该观察热与凉，不一定是初秋必热、深秋必凉，要体悟前贤的真正用意。

秋天都将结束了，患者的脉症还表现为纯热无寒，治疗应清润肃降肺、胃，方用清金保肺饮。金钗石斛、南杏仁、瓜蒌仁各三钱，茜草、沙参各二钱，去二冬、蛤粉、玉竹、黄芩、贝母，加鲜杷叶、鲜枸杞根、冬桑叶、茅根、熟蕤仁肉、侧柏炭各三钱，布包旋覆花、旧贯众炭二钱，煎服。另外，多饮生藕汁，并用生藕汁送服旧十灰散，每次服一钱半。服药三剂后，喘定，热退，吐血、盗汗止，但仍不寐不食，不能起身，大渴大饮，脉象转洪大，舌更红赤就像被朱砂所染。经询问，患者在酷暑时因劳累辛苦，已偶有不适。由此可知，此病为先伏暑热，发于秋燥，热与燥合伤营血津液所致。

方选玉女煎，去牛膝，用生石膏一两，知母四钱，麦冬二钱，粳米两杯，煎和鲜生地汁一杯服下。无奈舌红赤刚退，次日又见红赤。叶天士认为，热病初起时发热不甚高，清热疏导之后反而出现高热的，或是热退又再发烧的，舌短时间内变色的，是伏邪外达所致。甚至可见肢冷寒战，是正气与邪气相争。脉无变象，则不必多疑。我仍用前方三剂，患者服药后虽然小便渐长，但仍便秘严重，无食欲。改以润肠丸法引邪于下，以通其中上，导出潜伏的邪气，滋养损伤的津液。用蜜浸麻仁、秦艽各三钱，大黄二钱，桃仁一钱，皂角仁一钱半，去归尾、羌活，加甘草八分。患者服药后大便畅通，舌红减退，但次日舌色又纯赤如朱砂。如此这般，共计三次，治疗也有九日了。虽然已可吃粥，盗汗也早已停止，但汗出反多，唾中带血，神志沉默，不能起坐。因药效较慢，我心焦急，决心给予重剂白虎汤。生石膏八两，知母三两，旧稻谷五钱，甘草八分，另煎贯众炭、生地炭各三钱，水磨犀角尖五分，混合后内服。到了第二日，患者开始能坐起，口渴不严重，吐血未全止，脉右寸关沉数。于是采用滋降而不腻的治法。方用鲜茅根八钱，重楼金线、金钗石斛、真建兰叶、知母各三钱，紫苑、郁金、茜草、生龙骨、牡蛎各二钱，百草霜、盐水泡黄柏各一钱。藕汁已连用多日，仍用此汁送服旧十灰散，每次一钱。服药十剂后，吐血全止，脉象转沉数，腰足软弱疲惫。此时宜滋阴降火，健运肝肾。方用酥炙败龟板、大生地、知母各三钱，盐水泡黄柏、广陈皮各一钱，加熟薏仁肉、川续断、杜仲、锁阳各三钱，女贞子、沙参、桑枝、百合、麦冬、合欢皮、鹿衔草各二钱，牛膝三钱。即健步虎潜丸加降润法，共治疗一个多月，患者痊愈。

从此之后，孔先生对我礼敬有加，可以说是一位敦厚君子。或许有人认为此病全是伏暑，没有秋燥。我认为是秋燥兼有伏暑，根据初诊时的病状，以及治疗期间脉象、舌色反复变化，可知此病是秋燥兼伏暑。令我惭愧的是自己没有先见之明，所幸药随病转，最终治愈。

在此附述一案：我的族嫂郑氏有一丫鬟，时年九岁，起初是风热病，病情渐重。下午三时，其尚能走动，被领到我家求诊。症见面色晦暗苍白，脉象微弱凌散，舌苔很厚，好像白灰堆满舌上，中间遍布点状突起，这是珍珠舌。我告诉族嫂，这肯定是服寒凉药太多所致，病变发展会很快，要服四逆汤才行。但族嫂不信，结果这小丫鬟到了傍晚就死了。这种舌相是不多见的，脉症可辨，应当用温运的治法。

按语

（1）辨证方面。

对于温病的辨证，明确发病季节很重要。患者在酷暑季节，因经商事务奔波一个多月，到了季秋才开始发病，也就是农历九月了。其症状表现为高热，烦渴，微喘，无食欲，吐血盈盘，舌干红；困倦卧床不能起身，眼睛张开不能闭合，似睡非睡；盗汗，小便短赤，大便干结，脉象洪数。刘蔚楚先生认为，这是燥邪深重，邪热既耗损肺、胃津液，又灼伤胃腑血络，因而吐血盈盘，属秋燥无疑。他在治疗过程中发现，用药后舌红减退，但次日舌色又纯赤如朱砂，如此这般，反复三次，因此考虑为伏暑在先，秋燥在后，即秋燥合并伏暑，不是单纯的秋燥。

（2）治疗方面。

本案的治疗可分为五个层次：一是用玉女煎，去牛膝，并和服鲜生地汁一杯，清热养阴，凉血止血。二是用润肠丸法引邪于下，以通其中上，从下导出潜伏的暑热邪气，并滋养耗损的肺、胃津液。经过以上两个治疗步骤后，疗效是有的，但好转较慢。三是用重剂白虎汤，辛寒清热的生石膏每剂竟用八两，另加贯众炭、生地炭收敛止血，水磨犀角尖咸寒清热，服后诸症大减。四是用滋降而不腻的治法，滋阴降火，服用十剂后，吐血全止，脉象转沉数。五是滋养肝肾法，热病后期，邪热虽退，下焦肝肾阴液亦伤，治宜滋养肝肾。共治疗一个多月，如此危重的疾病终于治愈。

（3）本案特色。

本案的眼目在于秋燥合并伏暑的准确辨证。刘蔚楚先生认同叶天士的说法，认为热病初起时发热不甚高，清热疏导之后反而出现高热的，或是热退又再发烧的，舌短时间内变色的，是伏邪外达所致。本案就是如此，患者用药后舌红减退，但次日舌色又纯赤如朱砂，如此这般，反复三次，因此刘蔚楚先生认为有伏暑，不是单纯的秋燥，而是秋燥合并伏暑，这一点对辨证治疗很重要。

（赖海标）

疡科子宫癌案

【原　文】

黄夫人，年五十二，寓北京北柳巷。

黄夫人年约三十岁时，产后小腹常痛，西医验是蓄瘀，子宫膜发炎。久治时痛时止，更中医亦未愈。将五十，每痛甚必流血，西医再验，谓子宫结瘤，积久成癌矣。

民国十年春，前广东议长黄君嵩龄，时官交通部，以夫人病危求治，言发热昏卧，血崩气逆，大汗淋漓，不思食者，五十余日矣。往诊，脉浮弱，而重按久按则弦。告君曰："脉症合参，是肝动脾虚，外风乘袭。危急如此，且图止血扶脾以固其脱，遑暇他及耶？"方拟正土木人参钱半，云苓三钱，生於术四钱，春砂仁八分，布包贯众①炭三钱，龙骨二钱，生牡蛎八钱。方成，余自讶曰："六君加减，未靖浮动之虚风，断断无效。"君愕然，余曰："容再思之。"乃嘱煎成，借产后治虚风法，取醋浸荆芥穗一钱半，黑豆一大碗，干锅透炒，以药水冲入，盖密片时取服。水道开则血道闭，用茯苓亦止血法也。幸血少汗减。

再诊，余曰："蓄瘀、发炎、结瘤，验自非虚，但子宫即女子胞，奇恒之府，而治胞者必治肝，与治疝同。肝脉络于前后二阴，使瘀早化、热早清，奚至于此？夫人性急善怒，肝盛显然。其脉弦甚，其血秽浊，色黄萎②，舌黄腻，多痰，烦渴思饮。是血去多而阴亏肝亢，病太久而中气凋伤。镇肝养脾，且图将护可乎？"君深以为然。拟苇茎汤。鲜苇茎三钱，薏仁五钱，冬瓜仁五钱，去桃仁，加西洋参一钱，云苓、炒小蓟各三钱，布包旋覆花、法夏各二钱，大瓜蒌一枚，竹茹、醋炒元胡各钱半，广皮八分。先用生牡蛎六钱，茅根炭五钱，莲蓬、贯众炭各二钱，煎水去滓纳药。此类药加减进退用一星期，始血止、不吐、思食，惟一冒风即头痛、闷咳，

---

① 贯众：原本作"管仲"。下同。

② 萎：原本作"瘘"。

加苏梗、荸荠、杷叶各一钱半；痰呕，加白芷、藿香梗各一钱半，砂仁用一钱，法夏用三钱；一食多即胸胀嗳气，加厚朴花、大腹皮绒，甘草水泡，各二钱；一动怒则阴痛流血，加炒板蓝根二钱，羚羊角八分，并以犀黄丸一钱，小金丹一丸，分早晚服。夫人忌滞恶酸，临病问病人所欲，故未用山萸肉、五味子、乌梅炭等。若白鸡冠花（布包）一两，金钗斛三钱，鹿衔草、浙贝母、油归身、白芍、丹参、四制香附、白蒺藜、淮山药各二钱，石莲肉、软柴胡、知母各钱半，制首乌、桑寄生、桑葚、络石藤各四钱，生乳香、没药、炒荆芥穗各七分，蕲艾四分，海藻、胆星、炒鱼鳔各一钱。又黄蜡一钱（烊服），楮树皮末一钱，药水和服等。随时进退加减。此亦相其气体而补救耳，余非专科也。

然外科，王洪绪《全生集》、徐洄溪批陈实功《正宗》，称涉猎家简明善本，谓红肿为阳痈，白塌为阴疽，非纯阴者为半阴阳症。在外以皮色辨之，在内以脉候察之。或内消、或排脓、或去腐、或生肌、或收口，良法具在。徐批谓即有不常见之症，亦可择应用法推之，与谓芪草灸熟增痛，皂角刺少则破，多则消等，均可实验。

按："岩"与"癌"通。中医治肺、胃、肠各痈，耳熟能详。今证以乳岩，即是此"癌"字矣。十一年夏，西医验上海陈氏妇是子宫瘤，余用法未尝不治。十二年夏，吴君仲池，余友，曰大医，验是颈癌入骨，共诊，均决其能夏不能冬，果卒于十一月（诊断法容另详）。无怪徐批真岩无愈理。近一大西医由京师来，译者述其言：孙中山先生肝癌，经解剖，全肝外衣黑硬，内则成癌蓄脓。瘤有三，其一有变化性的，最恶。成癌，则癌中细胞能流入淋巴管、血管，布发诸他部，传毒于心房。原因有由慢性的继续激刺者，有由人体组织的发育力失其平衡者，有与遗传有关系者。癌成多在年四十体弱以后。孙症实无治法云。

考《尚书》"用是顾畏于民岩"，意是逆民意，当畏其险恶也。"瘤"，《广韵》："肉起疾。"《释名》："瘤者，流也。血流聚所生病。"与西说人体细胞过多则肿合。但《正宗》谓痈阳瘤阴。薛立斋说瘤有五，辨法极详，除粉瘤多生耳前后或下体，黑砂瘤多生臀腿，可刺。余遵法服药敷贴，自然消小。切不可刀针掘破，血溢立危。外症且然，况内脏乎？此外，有发瘤、虱瘤、蛆瘤、蛔虫瘤，亦所尝见云。

孙奔走国事，志不克遂，愤郁烦劳，肝病原无足异，早治可愈。迨黑硬内溃，陷突不平，如山岩状，气血衰败，中医亦谓之坏症。惟西医惨用解剖，忍重伤其气血，以促其死，则无谓之尤。又豫督胡景翼生臂疗，中医本有屡验之法，而割竟伤生，更百思莫解。余叙黄夫人事，类及此二伟人，亦是中西比较论，并以答各医友中必余论孙、胡二公之症者也。

十一年春，余将离京，见黄君倦恋，因邀一医友，详告治法，嘱其与此友商量，乃别。夫人平日颇未善保养，至本年冬，始闻其病殁，则将护者已近两年矣。至于保养之法，西大医该德氏曰："以予所实验，愤怒、恶意、忧郁等心情，是造成身体组织中有害分子，若愉快、乐天等心情，则生富于滋养之化合物，可刺激细胞而生势力。"姆尔气令氏曰："凡罹初期癌肿之肝脏病者，其病原皆因忧郁、哀痛而起。"与中国《内经》言"怒伤肝"，诸前医言"郁伤肝"，是言逆生理而即造成病因者，中西无异理也。

【简　译】

黄嵩龄夫人，时年五十二岁，住在北京北柳巷。

患者在三十岁左右时，产后常出现小腹刺痛，西医诊断为瘀血内停，子宫膜发炎。经过长时间治疗，仍时痛时止，改换中医治疗也未痊愈。到了将近五十岁时，每逢腹痛剧烈都合并有阴道流血，请西医再检查，诊断为子宫肿瘤，说是病久成癌了。

1921年春，广东前议长黄嵩龄先生，时任北京交通部参事，因其夫人病危求治于我，说是发热昏睡，血崩气短，大汗淋漓，不思饮食，已有五十多日了。我前往诊治，诊其脉见浮弦。我告诉黄先生："通过脉症合参，应是肝燥脾虚，外风乘袭。病情如此危急，当务之急是止血健脾以固其脱，其他的暂时不管了。"方拟正土木人参一钱半，云苓三钱，生白术四钱，春砂仁八分，贯众炭（布包）三钱，龙骨二钱，生牡蛎八钱，煎服。写好处方后，我自言自语道："用六君子汤加减，不能镇定浮动的虚风，肯定无效。"见我这样说，黄先生不禁愕然。我说："容我再思考一下。"思考过后，我叮嘱药煎好后，借鉴治疗产后虚风的方法，用醋浸过的荆芥穗一钱半，黑豆一大碗，用干锅炒透，将煎好的中药冲入，密盖片刻后内服。水道开则血道闭，用茯苓利水也是一种止血法。所幸服药后患者出血及虚汗均有所减少。

再诊时，我说："子宫瘀血蓄久发炎成瘤，应该不假。治胞宫者必治肝，这与治疝病相同。肝脉络于前后二阴，如果早作治疗，瘀血早化，郁热早清，何至于此？夫人平素性急易怒，显然肝火过盛。其脉弦大，其血秽浊，面色萎黄，舌苔黄腻，多痰，烦渴思饮。这是失血过多导致阴虚肝亢，病变太久导致中气亏损。治宜镇肝养脾，清补兼施。"黄先生深表赞同。方拟苇茎汤。鲜苇茎三钱，薏仁五钱，冬瓜仁，五钱，去桃仁，加西洋参一钱，云苓、炒小蓟各三钱，旋覆花（布包）、法夏各二钱，大瓜蒌一枚，竹茹、醋炒元胡各一钱半，广陈皮八分。又用生牡蛎六钱，茅根炭五钱，莲蓬、贯众炭各二钱，先煎此四药去渣，再放入上药同煎。服用此类药约一星期后，才血止、不吐，开始思食，但一吹风即头痛、闷咳，于是加苏梗、茅茇、枇杷叶各一钱半；若咳痰、呕吐，则加白芷、藿香梗各一钱半，砂仁一钱，法夏三钱；若食多即胸胀嗳气，则加厚朴花、大腹皮绒，用甘草水泡，各二钱；若动怒即会阴疼痛流血，则加炒板蓝根二钱，羚羊角八分，并以犀黄丸一钱，小金丹一丸，早晚分服。因患者不喜欢味酸及难消化的食物，用药应想患者之所想，故未用山萸肉、五味子、乌梅炭等药。用白鸡冠花（布包）一两，金钗石斛三钱，鹿衔草、浙贝母、油当归身、白芍、丹参、四制香附、白蒺藜、淮山药各二钱，石莲肉、软柴胡、知母各一钱半，制首乌、桑寄生、桑葚、络石藤各四钱，生乳香、没药、炒荆芥穗各七分，蕲艾四分，海藻、胆星、炒鱼鳔各一钱。另用熔化的黄蜡一钱，楮树皮末一钱，加入汤药中和服等。随证加减。用药需顺应人的气机升降和体质特点，在这方面我的经验还不是很丰富。

王洪绪《外科证治全生集》、徐洄溪批注陈实功《外科正宗》时，均将红肿定为阳痈，将白塌定为阴疽，将并非单纯的阴症定为半阴阳症。这通过外观的皮色可以辨别，通过脉象也可以判断。可以通过内消、排脓、去腐、生肌、收口等方法治疗。徐洄溪认为，对于不常见之症，亦可选择相应的方法治疗。炙黄芪、炙甘草可导致疼痛，可以根据病情调整皂角刺用量从而用于外科。以上方法都可以用于临床实践。

按：在古医籍中，"岩"与"癌"相通。中医治疗肺痈、胃痈、肠痈等病，理法方药相当完备。此病诊断为乳岩，即现在所称的乳癌。1922年夏天，上海妇人陈氏被西医诊断为子宫癌，我认为当时还是有治疗可能性的。到了1923年夏天，我和同为医生的好友吴仲池共同检查后认为，因子宫癌已转移到骨骼，陈氏过不了当年冬天了，后来其果然于11月去世（诊断法将另外详述）。难怪徐洄溪认为癌症不可根治，是有一定道理的。最近有一西医从北京过来，说孙中山先生患肝癌最终不治，经解剖发现，其全肝变黑变硬，肝内共有三个癌瘤，癌瘤快速增大的，恶性最大。癌瘤中的癌细胞可流入淋巴管和血管，转移到全身各处。至于癌瘤的发病原因，有些是由慢性炎症长期刺激造成的，有些是由人体组织发育失衡造成的，有些则与遗传有关。癌症发病多在四十岁身体虚弱以后。孙先生的癌症确实没办法治愈。

《尚书》中有"顾畏民岩"之语，意思是说，统治者如果不顾民意，可能会危及自身统治，因而视民为岩。"瘤"，在《广韵》中的意思是"肉中生疾而肿起。"《释名》中有"瘤者，流也。血流聚而生肿。"这与西医所说的人体细胞聚集过多而成肿是一致的。《正宗》认为，痈属阳，瘤属阴。薛立斋将瘤分为五种，辨法详尽，如粉瘤多生于耳前后或下半身，黑砂瘤多生于臀部或大腿，可穿刺。我遵循他的方法服药外敷，瘤子渐消。切不可用刀针切开，如果出血过多，可致生命危险。生长在体表的瘤子况且如此，内脏肿瘤更应谨慎对待。此外，还有发瘤、虱瘤、疽瘤、蛔虫瘤，这些我都见过。

孙中山先生为国事奔走，情志不遂，愤懑烦劳，其肝病原可早治而愈。等到发展为肝脏黑硬内溃，如山岩状凹凸不平，气血衰败，那就麻烦了，中医称之为坏症。西医手术开刀，不但未能切除癌瘤，反而伤其气血。河南总督胡景翼臀部生疖，中医对此病本来有很好的治疗方法，然而其竟请西医开刀治疗而引起并发症，让人百思莫解。我记述黄夫人医案，涉及孙、胡二公，并作中西医比较，谨以此答复各医友嘱我讨论此二公之症。

1922年春天，我即将离京，见黄先生依依不舍，便介绍一医友给黄先生认识，详细告诉其治法，嘱黄先生与此医友商量，方才告别。黄夫人因平日不善保养，治疗近两年后就去世了，我在今年冬天才听说。至于保养方法，西医该德氏认为，经实验证明，愤怒、敌视、忧郁等情绪，可导致身体组织产生有害因子；愉快、乐观等情绪，可产生有益人体的物质，有利于人体的新陈代谢。姆尔气令氏认为，早期肝癌患者，病因大多与忧郁、哀痛有关。这与中国的《黄帝内经》所云"怒伤肝"，与前医所言"郁伤肝"，病因为逆生理，观点是一致的。

（1）强调治未病思想。

患者二十多年前因产后瘀血内停，子宫膜发炎，未能治愈，以致如今子宫瘀血蓄久发炎，病久成癌。刘蔚楚先生认为，如果早作治疗，瘀血早化，郁热早清，何至于此？孙中山先生为国事奔走，情志不遂，愤懑烦劳，其肝病原可早治而愈，却因失治误治，后来发展为肝癌，肝脏黑硬内溃，气血衰败，以致不治。刘蔚楚先生在此特别强调病应早治，以防病变深入而变性。

（2）治疗理念及用药特色。

因患者病情危殆，出现发热昏睡、血崩气短、大汗淋漓、不思饮食等重症，辨为肝燥脾虚，外风乘袭，治疗的当务之急是止血健脾以固其脱，方用人参、云苓、白术、砂仁健脾益气，龙骨、牡蛎平肝潜阳，贯众炭、炒荆芥穗、炒黑豆固涩止血。服药后患者出血及虚汗均有减少，这为以后的治疗争取到宝贵时间。此外，刘蔚楚先生认为，水道开则血道闭，可将利水的茯苓加到益气止血药之中。这种用药理念可谓创新。

（赖海标）

附录

民国名医香山刘蔚楚学术思想撷萃①

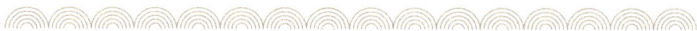

刘蔚楚，名永梯，广东香山人，生于清同治三年（1864），卒年不详。他少时体弱，十九岁时患上虚损证，生命垂危。家人延请当时的香港皇家医生为其诊治，诊为"血干不上脑"，断定不治。后岳家为其请来老中医杨来仪，历经数月治疗，终挽回性命。刘蔚楚感叹九死一生，遂弃文从医，拜杨来仪为师。他于四年后开始临证，屡起沉疴，胆识过人，至三十岁时开始名声大噪，终成一代名医。他晚年根据历年行医经验，写成《遇安斋证治丛录》。何廉臣《全国名医验案类编》、柳学洙《医林锥指》中皆录有其医案。

赖海标经方医学工作室整理发掘香山地区名老中医工作之一是对民国名医香山刘蔚楚学术思想的整理及传承，现将其总结如下：

一、四诊合参，身心并重

刘蔚楚先生认为，医道精微，医者辨证时应四诊并重，中医四诊之望、闻、问、切相合相参，是中医诊病的基本功。通过四诊可以系统收集机体症状、体征等信息，能够全面、系统地对患者进行证型判断，为寻找病因、病位、病性及病机等提供依据。先生认为，诊病时还需了解患者的心情与境遇，用药时攻补凉泻都不要走向极端。"偏泥古者，戾若虎狼；偏轻清者，弄成肤泛。"做学问无论何途，若静气平心，脚踏实地，由浅入深，细加体认，则得失心知。高明的医生能透过现象看本质，容易看出疾病的要点。遇到富贵患者，有些医生可能违背医者仁心，去迎合患者及家属的一些不切实际的想法，这就不是单纯由疾病造成的害处，可能因为利益驱使导致次生祸害的发生。

① 本研究获广东省中医药管理局课题"民国名医香山刘蔚楚学术思想整理及探究"（课题号：20200501085730）资助。

二、融汇各家，不偏一派

刘蔚楚先生在《国医宜融汇各家勿偏一派论略》一文中指出，作为医生，应该不拘泥于某一派的学习，而应该兼容各家学说。他批评部分医生，每遭方即如附子、细辛、肉桂之类，或薄荷、桑、菊，认识肤浅，为世人所诟病。他认为，"即名为派，其流必偏"，以"万里之山，远极发源于一脉；九河之水，分久亦复于同流"，说明融汇各家学说，不偏于一派的现实意义。刘蔚楚先生赞同喻嘉言和徐洄溪的观点：应融汇各派，每一病证有对应的治疗方法，只要尽力治疗就问心无愧。他认为，治疗疾病时应采用不同的攻补凉泻方法，而不是走极端。即使是圣贤，在治病中出错也是在所难免的。如虚劳，是有通过自身调整而自愈的，但是也有用药后久而不愈的情况。如果疾病严重到不得不用药，应尽可能增加补益的药物，以培补正气。补阴就像是填海，补阳则更像造山。即使是年少的患者，若虚损严重，不能通过自身调整，则应及时使用药物治疗。

三、中西汇通，各取所长

通过耳闻目睹和亲身实践，刘蔚楚先生总结出：中西医各有所短、各有所长，但中医更加符合国人的生活习惯、体质等。他倡导中医保长弃短，深研经典著作，并把中医那些有效的治疗方法传播开来，把中医文化发扬光大。先生在谈及中西医时，认为"中西比较，各有专长，坠者承之，绝者续之，弊以两言，亦惟时效之是求"。他在久咳秽痰案中提到，中医认为患者肺病严重，诊断为不治。可患者回到英国后，西医诊断为肺痈病，经切除部分肺叶后，虽神志呆钝，但延长了20余年寿命。在鲍紫卿虫病案中，鲍君因面色萎黄、精神疲惫逐渐加剧而求诊于日本医生，被诊断为虫病，服药后箍出一丈余长的虫后病愈。在刘蔚楚先生侄女乳痈案中，中医束手无策，而西医动手术后即治愈。还有西医治疗难产，行以剖宫术，得以母子平安。他在书中列举了大量病案，可见其对中西医的利弊认识清晰。

四、引经据典，妙手回春

在强肺弱咳血案中，俞如夫人咳血三年，请了许多医生治疗均无疗效。

症见咳血量多、脉象弦细、舌白苔黄。刘蔚楚先生认为，病机是"血虚肝亢，肝阳易生，秋凉咳剧，牵动血络，肺气虚而痰饮积"，并引用经典文献所言"脾为生痰之源，肺为贮痰之器"，给予顺气化痰之药。药用苏梗、前胡、炒竹茹、冬瓜仁、鲜枇杷叶、款冬花、旋覆花、法半夏、杏仁、橘络、广陈皮等，水煎服。又用鲜梨汁、鲜藕汁、鲜竹沥口服。服药后，患者病情逐渐好转。后根据病情加减用药或调整方药，经过三个多月治疗，患者血痰减少，纳食增加。后续经过药疗及食疗，患者最终痊愈。

五、用药巧妙，擅用鲜药

如邝太夫人暑热痰湿案：黄母邝太夫人，时年七十六岁，从广西巡抚衙门回广东香山老家居住。邝太夫人为黄植庭老师正妻，是刘蔚楚先生的师母，平素身体肥胖、痰多，因患有足疾，故行动较少。她在盛夏时节突然跌仆，病情严重。先生诊病时见太夫人脉象洪大有力，面色晦暗阴浊，唇色深红，舌苔厚腻，腋下多汗，高热，口渴多饮，言语不清，口角流涎，神志模糊，二便失禁，考虑是感染了盛夏时节的暑热邪气，扰动了内伏的湿痰，浊邪弥漫三焦。调畅枢机，当在胃、肺。故用通络饮合六一散加减，方中加入鲜荷叶边、西瓜翠衣、丝瓜络、扁豆花等鲜药。先用鲜藿香叶加盐，泡沸水取饮。刘蔚楚先生认为，鲜藿香叶气味辛烈，有通气解暑、祛逐秽痰之功。如果患暑病高热、口渴，用石膏、羚羊角、犀角无效的，饮鲜藿香叶水两三次，往往有效。后用通络饮，去竹叶、金银花，加六一散，其中重用滑石，总量超过三斤，意在疏透清热。待患者症状减轻后，改用千金三仁汤通降肺、胃之气，清热化痰利湿。在患者病情逐渐好转后，以清养肺、胃为主善后，方用陈夏六君汤加减，既健脾和胃，又化痰理气。

六、辨证精准，擅治温病

如王君官法曹案：王君官法曹，性刚直，忧时之士也。辛酉春，京师大疫，先生看诊时见王君面唇深赤，舌干发热，大汗淋漓，上气狂喘，不识人，脉浮数，考虑为伏气致病，病位在肺，治宜辛凉解表，切忌发汗伤阴。因前医误用燥涸升开之品，导致患者大汗淋漓，耗伤真阴，水不涵木，虚风内动。此时需要急救真阴，故以清骨散加减治疗。服药后，患者脉象洪大，汗多口渴多饮，给予白虎汤清气分热盛。三诊热已退，以六君去陈皮、白术，加葳蕤补中益气、生津除烦。由此医案可见，刘蔚楚先生治疗温病时刻顾护阴津、补益脾胃，其治疗温病的思想值得后世医家在临床实践中借鉴。

七、谨守病机，巧治鼠疫

如族叔荫庭之母案：患者年近古稀，住什湖乡。素有哮喘证，因媳妇患鼠疫病，不免劳苦，遂感染而哮喘复作。初起但热不寒，神昏嗜卧，目不欲开，口不思食，而又无核。脉不浮不沉、中按洪长滑数、右手反盛于左手，舌边尖红、苔黄而滑。此疫邪引动宿病。其神昏嗜卧者，痰迷清窍也；热虽盛而无核者，疫毒首先犯肺也。病在高年，最防恶注而骤变疫厥。刘蔚楚先生治以解毒活血为法，参以顺气开痰鼠疫经验方加减。方用光桃仁二钱、全当归一钱、青连翘三钱、鲜竹茹三钱、藏红花一钱、真川朴一钱、生赤芍二钱、小枳实一钱半、瓜蒌仁四钱（杵）、川贝母四钱（去心，掰）。一剂而平。次日复发，连服两剂而愈。1894年省港鼠疫大流行时，岭南伤寒四大名医易巨荪、陈伯坛、黎庇留、谭星缘，从中医角度提出了不少治法，而且治愈了不少病例。易巨荪认为鼠疫应按阴阳毒治疗，章太炎也有"鼠疫即阴阳毒并治法"的相同论述。易巨荪以升麻鳖甲汤为主方，用大剂量升麻治疗鼠疫，并与黎庇留、谭星缘一起在十全堂赠医局救治鼠疫患者，活人无数。张锡纯也曾用白虎加人参汤加减治愈一例。对于鼠疫的治疗，当时还引发了中医与西医的一段纷争。中医泰斗张锡纯在《医学衷中参西录》中转载了刘蔚楚《遇安斋证治丛录》中的一段医话："前约二十年香港鼠疫流行，沿门阖户，死人如麻，香港西医谓中医不识治疫，请港政府禁绝中医，各中医求东华院绅联谒港督华民政务司，请选西绅院绅十人为监督，以病疫者发授中、西医各半，表列成绩，不尚空谈。一考，中医治效超过之。西医不服，三考，平均以百分计，西医得三十余分，中医竟超过六十分，中医赖以保存。"由此可见中医药在治疗19世纪末那场鼠疫中的贡献。

20世纪20年代初期，广东刘蔚楚与江苏陆晋笙、杨如侯，河北张锡纯同负盛名，被称为"名医四大家"。张锡纯《医学衷中参西录》在治疗太阳病小青龙汤证时提及："试观近今新出之医书，治产后温病，有一剂用生石膏半斤者矣，曾见于刘蔚楚君《遇安斋证治丛录》，刘君原广东香山人也。"《遇安斋证治丛录》中用大剂治愈险证尤多。刘蔚楚先生治疗疾病，因人、因时、因地，不拘于派别，灵活变通，无论做人、行医都值得我辈学习。探讨其学术思想，对于中医临证意义深远。

参考文献

1．刘永栩．遇安斋证治丛录．上海：千顷堂，1927．

2．马晓丽，杨继红．刘蔚楚及其学术思想研究：基于民国时期山西《医学杂志》．山西中医学院学报，2018，19（3）．

3．张文慧．赵鸿君．刘蔚楚温病医案赏析．中医文献杂志，2020，38（3）．

（赖海标　孟繁甦　曾建峰　黄新凯　唐荣志　阚丽娜　叶茂　陈星谕）

民国香山名医刘蔚楚治疗妇科病证摘录^①

刘蔚楚，名永栩，广东香山人，生于清同治三年（1864），卒年不详。他少时体弱，弱冠之年苦读举业，而咳血、遗精，生命垂危。家人延请当时的香港皇家医生诊治，断为不治。幸得老中医杨来仪诊治，九死一生。刘蔚楚遂弃文从医，拜杨来仪为师，习读《南雅堂医书十六种》《本草求真》《潜斋医书五种》《赤水玄珠》《临证指南医案》《徐氏医书八种》《喻氏三书》《灵素类纂约注》等书。攻读四载而临证，偶为人诊治，辄能得心应手，渐名声大噪，悬壶于闽粤之间。

20 世纪 20 年代，因战火迁徙，刘蔚楚随长子前往北京避难，后于上海定居。刘蔚楚与张锡纯、杨如侯、陆晋笙合称"名医四大家"。时值西学东渐浪潮，西医传入中国，传统中医学遭遇挑战，面临被废止的危机。业内有识之士纷纷成立中医学社，创办中医期刊，如《三三医报》《医学杂志》《绍兴医药月报》等，刘蔚楚作为当时的中医名家，积极投身于此，将自己的学术思想、临床验案、医话等整理成文，发表于各刊物中。本文是对刘蔚楚部分妇科病证医案的摘录总结。

一、产后留瘀腹痛案

杨张氏，年三十四，寓上海武陵里。

杨君少江之夫人，产后寒热往来，病月余，大小便拘急，胸腹胀痛呼号，不能转侧，转侧即痛极。西医用药用针，止亦旋痛。求治于余。余往，询得外恶风，内痛如刀刺，欲呕，绝食渴饮，日夜壮热，稍退复盛，周身肿胀。望色唇面紫赤，舌苔厚而干黄，脉弦实有力。出其方，中医大概是芎、归、荆芥、白芷，加诸香止痛，继则熟地、阿胶、姜、艾之属，或二冬、生地、石斛以顾阴。

余曰："西人称子宫，《内经》谓之女子胞。胞宫之蒂，发于肾系，下

---

① 本研究获广东省中医药管理局课题"民国名医香山刘蔚楚学术思想整理及探究"（课题号：20200501085730）资助。

为夹膜。膜前连膀胱，后连大肠。中间一夹室，男子名丹田气海，又曰精室，女子名子宫血海。阴道之内，结束为子宫下口，可收可缩，又名子脏，仲景称脏燥脏结，痛引阴根者，皆指此而言。血管全绕，网膜全包，气血交会，为生化之大源，此唐公容①川之说也。女子七岁，肾气盛，二七天癸至，任脉通，太冲脉盛，月事以时下，是以有子。此《内经》之说也。所谓天癸者，即先天天一所生之水，西人谓之卵细胞。天癸水既至胞中，于是后天冲任所生之血，与水相应，亦至胞中。夫冲任之血，外走皮肤，内注胞中，如潮应月，一月一至，故经水至期而下，此时贤杨如侯先生之说也。是血为冲任所主，有孕即由胎儿脐带运以养胎，故月事不至。至产后有应排除之陈血，可选药以助其排除。尊夫人产后感风，胞有留瘀，医者总是温补，复加腻滞，不知通气疏风活血，气阻血凝，则治节闭而周身肿胀矣。下壅上溢，肠胃气逆，则痛极而欲呕矣。"余思《金匮》以小柴胡为产后主方，余亦惟转其中以通其上下，以气帅血，以求运行而已。

方拟北柴胡三钱，法夏二钱，甘草八分，郁金、丹参、大腹皮绒、元胡索、苏梗、竹茹各二钱，白芷、桃仁各钱半，乳香末一钱，后下大黄二钱，煎服。吐出一蛔虫，瘀血下，恶风与内痛始减。二、三日，以软柴胡易北柴胡，去白芷，先煎大黄三钱、朴硝三钱，大便与瘀血俱下，热痛轻，烦渴，有微汗，脉转长大。余曰："胃滞已消，可与小剂白虎。"渴未止，加竹茹、大腹皮绒各三钱，紫背天葵、益母根各钱半，茅根、小蓟、丹参各三钱，香橼三片。此类药，去石膏。约十剂外，乃渴止痛除而思食矣。脉转沉数，舌绛。怠倦，微渴，胸烦。余曰："余热未消，气机未展。展气机者，积者消之，着者行之，弱者助之，燥者濡之，亦可展也。"改建兰叶、白茅根、旱莲草、鹿衔草、麦冬、丹参、郁金、络石藤、丝瓜络、女贞子，加西洋参几分等，再十余日清痊。

余在申，阮霭南、邝达庭之夫人，症治皆同，惟邝夫人痛垂绝，急用西药哥罗颠先救之（哥罗颠乃治霍乱吐泻抽筋药水，英德药房者佳，最多用四十滴，能安脑止痛，温中疏筋。虽治标，而能救急。冷水化开，务要隔二三小时方可再服）。乃以前法治愈之。

凡风寒痰湿，能闭遏，能流窜，症变最多。苟读喻嘉言《寓意草》、徐大椿《洄溪医案》者，不繁言而解囊者余寓。澳门水师提督之夫人，产后

---

① 客：原本作"溶"。

挟瘀感风，壮热垂死，大西医断定不治。余友冼君石泉，用小柴胡加减，三日热退尽，治愈不到两星期。

　　夫中西医术，各有专长。外国大医，搜中书以供参考，尝闻之矣。而学西医者，反谓中医毫无实验。此等症，彼人屡用针用药，全效难收，然则中医果毫无实验乎？抑尚有实用乎？再问病人，到底愿羡彼人之褊僻乎？抑愿挽本身之生命乎？其亦平心静气以思之，可矣。

按语

（1）辨证方面。

　　患者产后寒热往来已一个多月，大小便拘急，胸腹胀痛，不能转侧，转侧即痛极。症见外恶风，内有痛，欲吐，绝食渴饮，日夜壮热，稍退复盛，周身肿胀。望色唇面紫赤，舌苔厚而干黄，脉弦实有力。刘蔚楚先生综合中西医前贤的认识，从女子胞宫之生理论述：西人称子宫，《黄帝内经》谓之女子胞，气血交会，为生化之源。天癸与后天奉心所生之血共至胞中，如潮应月，一月一至，故经水至期而下；女子孕时月事不至，是冲任之血由脐带连于胎儿以营养之，至产后应有排除之陈血。考虑为产后胞有留瘀，陈血未排，又外感风邪而发病。

（2）治疗方面。

　　前有西医针药治标止痛，后有中医不论女子产后多瘀之生理特点，以温补或腻滞之法误治，加重患者症状，致其气阻血凝，周身浮肿、痛极欲呕。刘蔚楚先生以《金匮要略》小柴胡汤为主方，求通利枢机、气行血运，方拟北柴胡、法夏、甘草、丹参，加大腹皮绒、苏梗、竹茹行气止呕，元胡索、郁金、白芷、桃仁活血祛瘀，乳香末行气止痛，后下大黄泻下通便。服药后患者吐蛔且下瘀血，恶风与内痛症状较前减轻。

　　次日，以更善解热之软柴胡易北柴胡，去白芷、大黄、朴硝泄热逐瘀行水，使大便与瘀血俱下。此时患者热痛已轻，渴饮，有微汗，脉转长大。刘蔚楚先生认为胃滞已消，可与小剂白虎汤达热出表，去大寒之石膏，另加竹茹、大腹皮绒、紫背天葵、益母根、茅根、小蓟、丹参、香橼祛瘀活血，行气消胀。

　　服药十余剂后，患者诸症皆轻，脉转沉数，舌绛，怠倦，微渴，胸烦。刘蔚楚先生认为这是余热未消，气机未展。展气机者，积者消之，着者行之，弱者助之，燥者濡之，亦可展也。改用建兰叶、白茅根、旱莲草、鹿衔草、麦冬、丹参、郁金、络石藤、丝瓜络、女贞子、西洋参等药，以清热除烦、补肾通络为主，治疗十余日后病愈。

（3）本案特色。

刘蔚楚先生在中西医方面均有见地，对于女子的生理构造与产后多瘀的生理特点了然于胸。他认为，风寒痰瘀，症变最多，女子产后感风，应辨证治之，切勿一概温补滋腻。常见女子产后感风寒热往来之病例，应用小柴胡汤加减通利枢机，屡有治验。文中提到的哥罗颠为一西药（氯仿吗啡酊），多用于麻醉，刘蔚楚先生详熟此药用法，认为可用于急症治标，再以前法治本。时值民国时期中西医之辩风波一年余，刘蔚楚先生发出慨叹：医者应平心静气而思之。

二、妇科子宫癌案

黄夫人，年五十二，寓北京北柳巷。

黄夫人年约三十岁时，产后小腹常痛，西医验是蓄瘀，子宫膜发炎。久治时痛时止，更中医亦未愈。将五十，每痛甚必流血，西医再验，谓子宫结瘤，积久成癌矣。

民国十年春，前广东议长黄君嵩龄，时官交通部，以夫人病危求治，言发热昏卧，血崩气逆，大汗淋漓，不思食者，五十余日矣。往诊，脉浮弱，而重按久按则弦。告君曰："脉症合参，是肝动脾虚，外风乘袭。危急如此，且图止血扶脾以固其脱，遑暇他及耶？"方拟正土木人参钱半，云苓三钱，生於术四钱，春砂仁八分，布包贯众①炭三钱，龙骨二钱，生牡蛎八钱。方成，余自诩曰："六君加减，未靖浮动之虚风，断断无效。"君愕然，余曰："容再思之。"乃嘱煎成，借产后治虚风法，取醋浸荆芥穗一钱半，黑豆一大碗，干锅透炒，以药水冲入，盖密片时取服。水道开则血道闭，用茯苓亦止血法也。幸血少汗减。

再诊，余曰："蓄瘀、发炎、结瘤，验自非虚，但子宫即女子胞，奇恒之府，而治胞者必治肝，与治疝同。肝脉络于前后二阴，使瘀早化、热早清，奚至于此？夫人性急善怒，肝盛显然。其脉弦甚，其血秽浊，色黄萎②，舌黄腻，多痰，烦渴思饮。是血去多而阴亏肝亢，病太久而中气凋伤。

---

① 贯众：原本作"管仲"。下同。

② 萎：原本作"瘘"。

镇肝养脾，且图将护可乎？"君深以为然。拟苇茎汤。鲜苇茎三钱，薏仁五钱，冬瓜仁五钱，去桃仁，加西洋参一钱，云苓、炒小蓟各三钱，布包旋覆花、法夏各二钱，大瓜蒌一枚，竹茹、醋炒元胡各钱半，广皮八分。先用生牡蛎六钱，茅根炭五钱，莲蓬、贯众炭各二钱，煎水去滓纳药。此类药加减进退用一星期，始血止、不吐、思食，惟一冒风即头痛、闷咳，加苏梗、荠苨、杷叶各钱半；痰呕，加白芷、藿香梗各一钱半，砂仁用一钱，法夏用三钱；一食多即胸胀嗳气，加厚朴花、大腹皮绒，甘草水泡，各二钱；一动怒则阴痛流血，加炒板蓝根二钱，羚羊角八分，并以犀黄丸一钱，小金丹一丸，分早晚服。夫人忌滞恶酸，临病问病人所欲，故未用山萸肉、五味子、乌梅炭等。若白鸡冠花（布包）一两，金钗斛三钱，鹿衔草、浙贝母、油归身、白芍、丹参、四制香附、白蒺藜、淮山药各二钱，石莲肉、软柴胡、知母各钱半，制首乌、桑寄生、桑葚、络石藤各四钱，生乳香、没药、炒荆芥穗各七分，蕲艾四分，海藻、胆星、炒鱼鳔各一钱。又黄蜡一钱（烊服），楮树皮末一钱，药水和服等。随时进退加减。此亦相其气体而补救耳，余非专科也。

然外科，王洪绪《全生集》、徐洄溪批陈实功《正宗》，称涉猎家简明善本，谓红肿为阳痈、白塌为阴疽，非纯阴者为半阴阳症。在外以皮色辨之，在内以脉候察之。或内消、或排脓、或去腐、或生肌、或收口，良法具在。徐批谓即有不常见之症，亦可择应用法推之，与谓芪草炙熟增痛，皂角刺少则破，多则消等，均可实验。

按："岩"与"癌"通。中医治肺、胃、肠各痈，耳熟能详。今证以乳岩，即是此"癌"字矣。十一年夏，西医验上海陈氏妇是子宫瘤，余用法未尝不治。十二年夏，吴君仲池，余友，曰大医，验是颈癌入骨，共诊，均决其能夏不能冬，果卒于十一月（诊断法容另详）。无怪徐批真岩无愈理。近一大西医由京师来，译者述其言：孙中山先生肝癌，经解剖，全肝外衣黑硬，内则成癌蓄脓。瘤有三，其一有变化性的，最恶。成癌，则癌中细胞能流入淋巴管、血管，布发诸他部，传毒于心房。原因有由慢性的继续激刺者，有由人体组织的发育力失其平衡者，有与遗传有关系者。癌成多在年四十体弱以后。孙症实无治法云。

考《尚书》"用是顾畏于民岩"，意是逆民意，当畏其险恶也。"瘤"，《广韵》："肉起疾。"《释名》："瘤者，流也。血流聚所生病。"与西说人体细胞过多则肿合。但《正宗》谓痈阳瘤阴。薛立斋说瘤有五，辨法极详，除粉瘤多生耳前后或下体，黑砂瘤多生臀腿，可刺。余遵法服药敷贴，自然消小。切不可刀针掘破，血溢立危。外症且然，况内脏乎？此外，有发瘤、虱瘤、蛆瘤、蛔虫瘤，亦所尝见云。

孙奔走国事，志不克遂，愤郁烦劳，肝病原无足异，早治可愈。迨黑硬内溃，陷突不平，如山岩状，气血衰败，中医亦谓之坏症。惟西医惨用解剖，忍重伤其气血，以促其死，则无谓之尤。又豫督胡景翼生臂疔，中医本有屡验之法，而割竟伤生，更百思莫解。余叙黄夫人事，类及此二伟人，亦是中西比较论，并以答各医友中必余论孙、胡二公之症者也。

十一年春，余将离京，见黄君倦恋，因邀一医友，详告治法，嘱其与此友商量，乃别。夫人平日颇未善保养，至本年冬，始闻其病殁，则将护者已近两年矣。至于保养之法，西大医该德氏曰："以予所实验，愤怒、恶意、忧郁等心情，是造成身体组织中有害分子，若愉快、乐天等心情，则生富于滋养之化合物，可刺激细胞而生势力。"姆尔气令氏曰："凡罹初期癌肿之肝脏病者，其病原皆因忧郁、哀痛而起。"与中国《内经》言"怒伤肝"，诸前医言"郁伤肝"，是言逆生理而即造成病因者，中西无异理也。

按语

（1）辨证方面。

患者约三十岁时，产后小腹刺痛，被西医诊断为子宫内膜炎，经中西医治疗后时痛时止，未得痊愈，直至将近五十岁时，腹痛发作必有阴道流血，被西医诊断为子宫内膜癌。现患者病危，症见发热昏睡，血崩气短，大汗淋漓，不思饮食，脉象浮弦，刘蔚楚先生辨为肝燥脾虚，外风乘袭。

待患者转危为安后，缓则治其本。症见多痰，烦渴思饮，脉弦大，血秽浊，面萎黄，舌黄腻。患者性急易怒，刘蔚楚先生认为其肝火明显，失血过多导致阴虚肝亢，病变太久导致中气亏损，是以蓄瘀结瘤，积久成癌，邪稽于内，耗伤正气，且阴血亏虚，肝阳上亢。

（2）治疗方面。

患者病危，刘蔚楚先生认为，治疗的当务之急是止血健脾以固其脱。方拟六君子加减，用人参、云苓、白术、砂仁、贯众炭、龙骨、生牡蛎，并借鉴产后治虚风法，用干锅炒醋制荆芥穗、黑豆，放入煎好的药汤中服之。服药后，患者出血、出汗减少，脱证得固。

再诊，刘蔚楚先生认为，肝脉络于前后二阴，治胞宫之病必要从肝论治，若是早以此思路治疗，清化瘀热，也不至于蓄瘀结瘤，积久成癌。现患者病久，中气亏虚，流血过多而阴亏，结合性急易怒，肝盛明显，治宜镇肝养脾，清补兼施。方拟苇茎汤，用鲜苇茎、薏仁、冬瓜仁，去活血之桃仁，加竹茹、法夏、旋覆花降逆化痰止呕，西洋参生津止渴，云苓利水健脾，炒小蓟凉血止血，大瓜蒌清热涤痰，醋炒元胡、广陈皮理气止痛，又用生牡蛎、茅根炭、莲蓬、贯众炭镇肝止血，此四药先煎去渣，再放入上药同煎。用药约一周后，患者血止、不吐，开始思食，但一吹风即头痛、闷咳，刘蔚楚先生便酌减前药，随证加减。他认为，用药应想患者之所想，因其不喜欢味酸及难消化的食物，故未用山萸肉、五味子、乌梅炭等药，择他药代之，以养阴健脾、补益肝肾、通络止痛、养血止血之品善后。

（3）本案特色。

患者病危，刘蔚楚先生考虑单用六君子汤难镇浮动虚风，便加用止女子暴崩之炒醋制荆芥穗及炒黑豆。此等简便良方甚有奇效，危症患者因此得救。刘蔚楚先生认为，水道开则血道闭，用茯苓利水也是一种止血法。再诊时论治其本，则体现了中医治未病的思想：未病先防、既病防变。他认为，从经络循行、女子产后生理特点出发，可避免蓄积成瘤癌变；孙中山先生为国事奔走，情志不遂，愤懑烦劳，因失治误治，后来发展为肝癌，肝脏黑硬内溃，气血衰败，以致不治，其肝病原可早治而愈。同时，用药应想患者之所想，以人为本，考虑患者服药之口感。他将各类药物的性味、功效烂熟于心，方有遣换代替之得心应手。

本案中，刘蔚楚先生还论述了中医对于痈疽瘿瘤的认识，认为中医之岩即同西医之癌，其未成之时均有法可治，如服药、敷贴等中医之法屡效，而时有西医刀针之法反致病恶。

三、带证治验

有好友梁英泉者，其妗奶关邓茂者，少年初行经，多食酸寒等物，经每四五月一行，习为常例。十八岁出嫁，十九岁即赋离鸾，而经之四五月一行如故。近三年，血忽长流，经中西医百余，迄无止息。梁君力恳勉治，遂勉应之。

其人形盛，脉沉弱，如按则弦，弦在两寸尤甚。其流出长系红黄瘀白，时多黑块。余断其人肥盛，经坠阻塞，中气不运，则湿气凝结，此是带病。

如全系血，则三年，早不可矣。当从带治。其脉久按弦细，应是胸中有燥，外有头胀、咽干之象，其人答以常然，且流者时多瘀块。妨有留瘀，子宫损坏，惜从前屡服西药而不肯给西医实地检查耳。余以赤芍①、白鸡冠花一两，并药取水，以水煎萆薢二钱，枣仁五钱，丝瓜仁三钱，桃仁泥八分，丹参二钱，丹皮钱半，槐花炭一钱，扁豆花钱半。服药一帖，即流者大止；三帖，几无。改用银杏二两，鸡冠花一两，布包煎水，以冬虫水钱半，淮山三钱，薏仁三钱，生白术三钱，云苓三钱，冬瓜仁三钱，桃仁泥三钱，丹参二钱，鸡内金钱半，大腹皮绒二钱，怀牛膝一钱，络石藤二钱。服此五帖，向不嗜食，胃已大开，所流者已全止息。是银杏、鸡冠花，以不到半月治愈顽病，而近三年带流止者全止，似有可取。余年已七十，余病又长病，遂不揣冒昧而直告也。

按语

（1）辨证方面。

患者年少初行月事时，多食酸寒之物，月事四至五月一行，无不适，嫁人后即赋离，未生产，故月事同前无改变。最近三年来，患者出现血长流不止，经多番中西医治疗均无效。刘蔚楚先生受邀前来诊治，症见会阴流出红黄瘀白，多有黑色瘀块，胸中燥热，头胀，咽干，脉象沉弱，久按弦细。因患者病程已三年，若所流全为血液，早就生命衰微，现今患者仍形盛，故应为带病。此乃患者素体肥盛，经坠阻塞，中气不运，湿气凝结所致，而带下夹杂瘀块为久服西药而未行体格检查之弊。

（2）治疗方面。

患者久治不愈，病机可能为妇人伤于七情，冲任瘀滞，又或受寒凉之西药影响成瘀。刘蔚楚先生以化瘀止血之法，通其胞宫瘀滞，瘀去络通则自净。方用赤芍、丹皮、萆薢、丝瓜仁凉血散瘀解毒，丹参、桃仁活血化瘀，槐花炭凉血止血，白鸡冠花收敛止带，枣仁和中宁心，扁豆花化湿健脾，以活血化瘀为主，佐以凉止，活血而不动血。服药一帖，带下量大大减少；服药三帖，几乎再无流出。异常带下暂止后，治法仍以通络止带为主，佐以健脾理气渗湿、补益肝肾，方用银杏、鸡冠花收敛止带，冬虫、

---

① 芍：原本作"布"。

淮山药平补肺肾，薏仁、白术、云苓、冬瓜仁健脾渗湿利水，桃仁、丹参活血化瘀，大腹皮绒、络石藤理气通络，怀牛膝补益肝肾，通经络，散恶血。服药五帖，由胃纳一般转食欲佳，会阴异常流出已完全停止，带下恢复正常。

（3）本案特色。

患者会阴异常流血不止，困扰三年，且经中西医诊疗多次，均未得改善，似为顽病。前医未能辨证准确，未经确实查验，又或首用止血而不敢活血散瘀。刘蔚楚先生据病程长而患者无甚虚象，辨为异常带下，证属经坠阻塞，湿阻中焦，冲任瘀滞，为诊疗确立正确思路。通因通用，顽疾得愈。

参考文献

1．刘永枏．遇安斋证治丛录．上海：千顷堂，1927.

2．马晓丽，杨继红．刘蔚楚及其学术思想研究：基于民国时期山西《医学杂志》．山西中医学院学报，2018，19（3）.

3．张文慧，赵鸿君．刘蔚楚温病医案赏析．中医文献杂志，2020，38（3）.

4．刘蔚楚．产后留瘀胀痛危重案．医学杂志，1931（59）.

5．刘蔚楚．医案：妇科子宫癌案．绍兴医药月报，1925，2（5）.

6．刘蔚楚．杂纂：疡科子宫癌案．三三医报，1925，2（30）.

7．刘蔚楚．医案：带证治验．医学杂志，1935（82）.

（王滢　孟繁甦　赖海标）

民国香山名医刘蔚楚治疗危急重症摘录

刘蔚楚，名永枏，广东香山人，生于清同治三年（1864），卒年不详。《复兴中医》杂志1940年第一卷第一期载有其医论文章《子宫癌之治疗》，注明为刘蔚楚遗稿，据此推测，其可能卒于1939—1940年。

刘氏世代书香门第，其始祖原籍江苏，南宋时迁居广东南雄。南宋绍定元年（1228），其先祖中行公授左右江提督，后避元乱定居广东香山。其父慕云公为太平行茶商，往来于闽粤之间。同治甲子仲春，刘蔚楚先生出生于福建福州南台。先生少小回香山读书，后苦攻举业，十九岁时因过劳以致咳血、遗精，已有垂危之候，经当时的香港皇家总医生挨里时、水师总医生佐顿同群佐会诊，以"血干不上脑"断定不治。后其岳家推荐七十一岁老中医杨来仪前来诊治，使其三个月脱危、七个月康复。刘蔚楚先生幸逃九死，遂弃文从医，拜杨来仪为师。他三十岁时名声大噪，力挽沉疴，迎候就诊者几无虚日，常随父亲奔波于闽粤之间。民国时期，刘蔚楚先生与江苏陆晋笙、杨如侯，河北张锡纯同负盛名，被称为"名医四大家"。刘蔚楚先生在20世纪20—30年代是国内中医界极为活跃的医家，他在民国时期重要的中医药杂志《三三医报》上发表医案、医论等文章84篇，是在该杂志上发表文章最多的医家之一。1923—1933年，刘蔚楚先生在《医学杂志》上发表文章26篇，内容涉及学术思想、临床验案、养生、建言献策等。刘蔚楚先生著有《遇安斋证治丛录》一书。全书分上下两卷，其中"撰述门"载文27篇，录有刘氏习研古籍之笔记及心得体会，"方药门"有23篇，专门论述方药的用法、效能，"医案门"载录临证医案23则，以内科病案为主，"尺牍门"收有刘氏与他人往来书信11封，"诗歌门"及"同人录"则记有刘氏和其友之诗词39首。书中提倡"保国粹、取西法"，对中西医汇通有一定探讨。该书首版于1924年，1927年曾再版，现国家图书馆有其藏本。以下为《遇安斋证治丛录》一书中部分危急重症医案。

一、阳虚汗脱案

张华衮，年三十余，住广东香山县。

素耽酒色，又常为人办理公事，积劳体弱。张君，余世交也。一日，报君来访，两人扶入，尪瘠如枯腊，面青唇白，神气萧索。望之骇然，问从何来？曰："病自汗四月矣，医谓阳虚，由省港而澳，迄不一效。思及我兄，是以来也。"诊其脉沉微，重按则散。出其方，重叠盈把。余遍视之，曰："症是元阳之虚，而方无一误，弟何能为？"强余设法，姑以人参养荣汤与之。是晚，君寓于凤山书院。次日往诊，微效毫无。余力辞，君曰："群医遍诣，故惟兄是求，何一无世谊之情耶！"学友皆劝勉为图治。

余出外沉思，得一理解，回告君与诸友曰："陈修园谓杂病，自汗为阳虚，盗汗为阴虚。然阴阳互根，自①汗亦有阴虚者，盗汗亦有阳虚者。症宜辨治。然余以自汗属阳虚者多。《内经》谓：'肾为阴中之阴，脾为阴中之至阴，而土由火暖，亦为命原，脾肾皆赖真阳之温养。'君酒色伤其内，百事劳其外，阴伤阳剥，脾不能中守，肾不能蛰藏，真火浮游，腠理开，汗大出矣。故《经》亦言：'阴盛者，身寒汗出也。夫阳气者，精则养筋，柔则养神。君汗之将出也，面必青黄，全身振掉，晕眩倒卧，手足厥冷，汗乃出，以毛巾揩抹，湿透至四五条。厥甚，虞其阳脱。汗者，心之液也。气脱即血亦随汗竭而脱，而能固守之者，则脾与肾也。非重筹守脾肾专药，何以图功？前医固知补阳，但一参及提气动血之品，便难见效。《内经》云："凡阴阳之要，阳密乃固。两者不和，若春无秋，若冬无夏。因而和之，是谓圣度；故阳强不能密，阴气乃绝；阴平阳秘，精神乃治；阴阳离决，精气乃绝。'此之谓也。"

方用术附汤。白术四两，炮天雄②二两。水煎服。《本经》谓白术气味甘温，止汗，陈注为脾正药；附子气味辛温，主温中，陈注阳气不足，寒自内生，大汗、大泻、大喘，中风卒倒等症，必使此大气大力之品，方可挽回。此余必专用不参他药，必重用不使病重药轻之意也。服三帖，汗将出，自觉神魂略定。遂加白术为六两，炮天雄为三两。服五帖，汗始略少，脉始略转。逐渐加至白术十六两、炮天雄八两。共用十六帖，汗止思食。

---

① 自：原本作"目"。
② 炮天雄：又称炮附子。

然后改用白术一两、附子五钱，渐加炒枣仁、淮山药、去核山萸肉、生龙骨、牡蛎各二钱，生杜仲、巴戟天、淫羊藿、枸杞子、胡桃肉、补骨脂、云茯神、菟[①]丝子、白石英、龟鹿二仙胶各三钱，旧熟地四钱，砂仁、高丽参各一钱等药，调理三月。再以正元丹久服温养之。

自此精神如旧，谈笑自如，为人办公。寿延七载，一夕卒晕眩而逝。喻嘉言谓，阳虚者，必使真阳复返其宅，凝然与真阴相恋，然后清明在躬，百年常保无患。如盏中加油，则灯愈明；炉中覆炭，则火不息。是积精以自刚，积气以自卫，积神以自王，讵可不加之意乎？

按语

（1）辨证方面。

患者平素沉溺酒色，加上操劳过度，于是积劳体弱而发病。症见自汗，瘦弱如枯腊，面青唇白，神气衰颓，脉搏沉微，重按则散乱。刘蔚楚先生虽认同陈修园关于杂病"自汗为阳虚，盗汗为阴虚"的说法，但也指出，阴阳是互根的，自汗也有可能是阴虚，盗汗也有可能是阳虚。患者酒色伤其内，百事劳其外，阴血暗耗，阳气亏损，脾虚不能中守，肾亏不能蛰藏，真火浮游于外，腠理因此开泄，故出大汗，用毛巾抹汗，每天可湿透四五条，可见汗出凶猛。中医理论认为，汗血同源，过汗伤阳，长期汗出太过，阴损及阳，既伤阴血，又伤阳气。

（2）治疗方面。

前医诊为阳虚，用补益阳气的方法却屡治无效。刘蔚楚先生认为，能够固摄而不至于汗多致脱者，非脾肾莫属，因此要重用补脾固肾专药才能救治。前医只知补益阳气，但加了提气动血之品，便难见效。应先用小剂量的术附汤，见有好转迹象后，再逐渐加大剂量，最多时白术用至一斤（十六两），附子用至半斤（八两），终使患者汗止思食。得效后将术、附减量，仅用白术一两、附子五钱，以温补脾肾，即《黄帝内经》所云"少火生气"也。另渐加炒枣仁、淮山药、去核山萸肉、生龙骨、牡蛎、生杜仲、巴戟天、淫羊藿、枸杞子、胡桃肉、补骨脂、云茯神、菟丝子、白石英、龟鹿二仙胶、旧熟地、砂仁、高丽参等药，健脾益胃以护中气，温补肾气以养先天，调理三个月。之后改用正元丹温养善后。

---

① 菟：原本作"兔"。

（3）本案特色。

本案辨为阳虚自汗，治从脾肾，用术附汤，先是谨守《黄帝内经》"甚者独行"之意，白术和附子用量从小至大，最大剂量分别用至十六两和八两，量大效宏，补火暖土，益脾固肾。待患者汗止思食后，改守"间者并行"之意，药多量少，兼顾各方，用大队健脾益肾之药慢慢调养三个月，之后改用正元丹温养善后，使患者多活了七年。

二、妇科新产肝燥风动昏晕案

鲍侣舫翁之次媳，年二十，居广东省香①山县。

病起于新产三朝，头痛烦渴，肝燥上升，风邪煽动，昏瞀②篡危。

鲍侣舫翁，余友也。其次媳新产头痛，旋即昏眩，手足瘈疭，面深红如醉，脉浮弦，重按鼓指。医者遵陈良甫治血热乘虚奔心，烧鹿角灰，童便下，或遵单养贤生化汤加姜、桂，以救血寒，或遵万氏用黑神散以去血瘀，而病益加重。最惨者，先用韭醋嗅法，并烧红一大铁锅，浓洒黑醋，持离寸余二寸，下覆其头，慌乱间误坠脑顶，烂额焦头，目不忍睹。

余曰："此症有形有脉，证据显然，的是去血过多，营枯失阴，孤阳独发，外风乘之。宜清肝熄风，治其内燥为主，不宜太用疏散。"徐洄溪固尝言之矣。徐谓享寿者多禀纯阳，妇人产后，血去液干，俱多热病。其说信然。故人不论老少，二便通调，斯运化清快。喻嘉言谓年渐老而大便坚结者，每享高寿。固未必然。又俗医于产后大便秘结，虽顺导之药，尚不敢用。观于儿枕血痛，苟相其人之虚实寒热，导其大便，往往痛即轻松。因子宫瘀涨，大肠又有积粪，前后迫逼，痛苦倍加。大便得通，使不至两相迫逼者，而其痛立缓，此实常见之事也。

今拟清魂散加减，以制亢阳，则病自有转机也。方拟泽兰叶、醋炒荆芥③穗各钱半，去芎、归、参、草，加羚羊角片、钩④藤各钱半，白薇、白芍各二钱，布包石决明八钱。水三碗，先煎羚羊角、石决明，纳各药再煎成一小碗，入童便一小杯，和服。盖荆芥、泽兰为产后熄风和血退热妙品，

---

① 原本少"香"字，今补。
② 瞀：原本作"鹜"。
③ 芥：原本作"芬"。
④ 钩：原本作"勾"。

余则助以清降。约用此等药五日，神识清明。复拟乌豆衣、柏子仁、鹿衔草、金钗斛、丹参、白薇、白芍各二钱，佛手花八分，络石藤、益母子① 各三钱。守服十余剂便愈。

病者自此康宁，家事操作入常，并无他患。

按语

（1）辨证方面。

患者产后第三日出现头痛、心烦、口渴等症状，随即出现头昏眩晕，手足抽搐，面色深红如醉，脉象浮弦，重按如鼓。刘蔚楚先生辨为产后失血过多，营阴不足，阴孤阳独，肝风相乘，风邪煽动，致肝燥上升，扰乱心神，导致神志不清，病情极度危险。

（2）治疗方面。

前医数次误诊误治：先是误诊为产后血热乘虚奔心，将鹿角烧成灰，让患者用童便送服，无效；后是误诊为产后血寒，用生化汤加姜、桂，也无效；还曾误诊为产后血瘀，用黑神散治疗，非但无效，病情反而加重；最惨的是用闻韭醋疗法，致患者焦头烂额，惨不忍睹。刘蔚楚先生认为，肝燥动风，治宜清肝熄风，以清其内燥为主，不宜过用疏散。他先用清魂散加童便平亢肝阳，将产后熄风和血的退热妙品荆芥、泽兰用来清热降气。服药五日后，患者神志转清。他再用乌豆衣、柏子仁、鹿衔草、金钗石斛、丹麦、白薇、白芍、佛手花、络石藤、茺蔚子，以清润为主。服药十多剂后，患者痊愈。

（3）本案特色。

刘蔚楚先生观察到产后虽有血虚津亏，但也有血瘀，瘀阻生热，瘀热阻络而疼痛，如果大便畅通，疼痛往往随即减轻。这是因为子宫瘀血与大肠硬便互相影响，大便一通，消除对子宫的逼迫，疼痛即消，这是临床常见之事，可见"痛则不通，通则不痛"。

三、温邪逆传心包络案

鲍德辉，年三十余，住广东香山县。

---

① 益母子：又称茺蔚子。

季春因公外出，回时热甚，以冷水洗澡后，头痛无汗，呛咳、恶风，舌干思饮。叠医未愈，渐昏妄谵语，循衣摸床。病两旬而势几不可为矣。

余到时，病者已移正寝，昏聩不知人，不语如尸厥，揭其唇，见舌尖纯赤，身微热，脉细数。余曰："此真所谓温邪逆传心包络也，医者初不风温兼治，甚则沉腻潜阳，不先顾上焦津液之竭。"陈平伯引喻氏"热邪极盛，三焦相火，最易内窜心包，闭塞络脉"，惟驳其过用辛香开散，温燥与热斗，立见其败，且谓无形之心神为热邪蒸围，非有形闭塞。补引薛生白炼雄黄牙硝一法，其法仿①于《游宦纪闻》。余谓有形闭塞，则西说心房停歇矣。此则热邪走窜，煽乱神明。病在无形之热气，可无疑义，但此不兼痰，宜安宫牛黄丸研细，以银花、薄荷水开灌。此方芳香化秽浊而利诸窍，以咸寒保肾安心，以苦寒通泻火府，乃兼用法也，分次用三丸。次日，用紫雪丹二服，共二钱，温水俟冷调下。用牛黄丸者，由外入内；用紫雪丹者，由内达外。另频与以水磨犀角尖。膻中者，心主之宫城，正欲尽力解其围困耳。

三日，病者神醒，脉数大，舌深绛，胸翳，肌乍寒乍热，烦渴微汗。吴氏谓"温邪不解，每留恋膜原"，即系胸间膈膜。心肺又同居膈膜之上，去路即从来路也。伤寒论内外，而以少阳为中枢；温热论上下，而以膜原为中枢。症与书对，亦何忍卑之而别持高论耶？药拟软柴胡、知母、鲜芦根各三钱，鲜薄荷三片，射干、竹叶卷心、连苕②心、郁金、苏梗、佩兰叶、牡丹皮、卫茅各二钱（卫茅，一名鬼箭羽，苦寒，通经络，堕胎、杀虫、祛祟。徐洄溪医案用之以射鬼，其说甚怪。但北方者形似棕色树根，无效；广东者形似黑色树须，能通血热，凡癫疔、夹色等病，用之殊佳）。

五日间，热先退，胸舒，烦渴未止，有汗，脉洪大。加入丝瓜络、连心麦冬各二钱，石膏亦能清肺，故用五钱。此类药与前酌换，约半月，病去其大半。乃以西洋参、连心麦冬各一钱，五味子五分，元参二钱，兼五汁饮温服以润之。再用鲜生地四钱，旱莲草、女贞子各二钱，阿胶珠钱半。此时宜润下以制上炎，约十余日。共治已月余矣，病者瘥。

余因思韦姐丈前案，误于攻滋寒热杂投。医者睨视雄谈，高则高矣，其如对于病，惟其名未惟其实何。此病初亦未善清通，以致逆传。天地之

---

① 仿：原本作"昉"。

② 连苕：又称连翘。

大德曰生，至贵之重器曰命，似未便掉以轻心，刚于执拗也。

按语

（1）辨证方面。

农历三月，广东中山的天气已比较炎热，患者外出办事回来后身体燥热，用冷水洗澡后出现头痛、无汗、呛咳、恶风、舌干欲饮症状，此时应为外寒内热证。但前来医治的几个医生均未能正确诊治，以致发病二十日，越治越严重，症状逐渐发展为神志不清、说胡话、双手无意识地乱摸东西。家属这才请刘蔚楚先生诊治。刘蔚楚先生到诊时，患者已神志不清不能认人，也不能说话，揭开其嘴唇，只见舌尖呈深红色，身体微热，脉象细数。他指出，这是温邪逆传心包，是前医当初没有治好风温，不顾上焦津亏，反而沉降邪热所致。他认为，伤寒论内外，以少阳为中枢；温热论上下，以膜原为中枢。此等见解，是颇具经验学识的。

（2）治疗方面。

本案治疗时，先用金银花、薄荷煮水，送服研细的安宫牛黄丸，有芳香化浊、畅利诸窍的功效，以咸寒保肾安心，以苦寒通泻小肠，属兼用之法。后用冷开水调服紫雪丹，另用犀角尖磨水频服。又用软柴胡、知母、鲜芦根、鲜薄荷、射干、竹叶卷心、连翘心、郁金、苏梗、佩兰叶、牡丹皮、卫茅煮水内服，有清热凉血、芳香化浊、理气解郁的功效。待病情缓解后，改用润下以制上炎的治法善后。如此严重的疾病，一个多月就治愈了。

（3）用药方面。

本案用药颇具特色，既用名贵中成药，也用复方中药煎服，还用犀角尖磨水频服，金银花、薄荷煮水送服，冷开水调服等平时非常少用的服药方法。安宫牛黄丸的作用方向是由外入内，紫雪丹的作用方向是由内达外，可谓相辅相成。此外，刘蔚楚先生临证从实际出发，不妄信名家，指出清代名医陈平伯过用辛香开散药物的方法治疗温热病，可致温燥于内、热闭于外，会令病情加重。

参考文献

1．刘永桐．遇安斋证治丛录．上海：千顷堂，1927.

2．刘蔚楚．《遇安斋证治丛录》序言．三三医学报，1924，1（25）.

3．刘蔚楚．杨公来仪救治虚损垂危记．三三医学报，1924，1（25）.

4．刘蔚楚．致周小农．绍兴医药学报，1922，12（12）.

5．刘蔚楚．子宫癌之治疗．复兴中医，1940，1（1）.

6．周凤梧．中国医学源流概要．太原：山西科学技术出版社，1995.

7．马晓丽，杨继红．刘蔚楚及其学术思想研究：基于民国时期山西《医学杂志》．山西中医学院学报，2018，19（3）.

8．沈伟东．民国时期上海出版的《大众医学月刊》．医史博览，2008（4）.

（孟繁甦　曾建峰　阚丽娜　黄新凯　唐荣志　叶茂　陈星谕　赖海标）

刘蔚楚治感风肺闭咳嗽医案

原文[①]

【病者】李君，年三十岁，嘉善枫池泾籍，现任上海市党部文书职。

【病状】咳嗽胸闷，咯痰不爽，鼻塞不通，脉左细软，右浮大而弦，寸部尤大。

【诊断】气弱阴亏，感风束闭肺气，气虚兼燥，所以咯吐不易，咯吐不利则痰结，痰结则胸闷。

【疗法】通肺活气，即是开痰，惟药宜清宜轻。

【处方】细苏梗钱半、嫩射干钱半、甜桔梗二钱、炙杷叶钱半、嫩前胡二钱、粉甘草三分、陈广皮五分、薄荷叶五分、鲜荷鼻二枚、冬瓜仁三钱。

【二诊】二服后病象差似。

【二方】紫苏梗钱半、甜葶苈钱半、甜桔梗二钱、款冬花钱半、嫩射干钱半、皂角仁钱半（打）、生甘草四分、旧法夏钱半、炙杷叶二钱。

【三诊】近日公事繁忙，操劳过甚，以致睡眠不足。兹诊脉更浮弦，左较大，舌亦干。

【三方】广郁金钱半、全瓜蒌二钱、款冬花钱半、元胡索钱半、鲜杷叶一片（去毛）、射干钱半、硼砂一分（研细冲服）。

【四诊】脉滑大，舌苔厚腻，纯是燥痰壅盛。胸闷已缓，咳仍频多，夜有盗汗，肺气肝阴交亏，春升已甚，虚燥升动，故盗汗出。

【四方】浮小麦三钱、冬瓜子三钱、全瓜蒌二钱、冬桑叶二钱、甜桔梗二钱、皂角仁钱半（打）、款冬花二钱、生甘草五分、鲜杷叶二片（去毛）、大白前一钱　旧陈皮六分（蜜水炙）、川郁金一钱。

【五诊】脉弦大，比前略减，而舌涎滑，大便见难，宜清燥顺气活痰。

【五方】紫苏梗钱半、风化硝二钱半（研末后下）、甜桔梗二钱、小蓟三钱、桃仁泥一钱、生甘草五分、天葵子一钱、冬瓜仁二钱、川郁

① 引自刘蔚楚. 感风肺闭咳嗽. 卫生报, 1930, 2（1）.

金钱半、射干钱半、甜葶苈钱半、旧广皮七分（淡蜜水洗）、皂角刺三钱（糯米水洗）。

【六诊】舌白厚，前会肩膊胁肋牵疼，便难，顷已得大便，痛亦随缓，际此温令，体弱人尤易感不舒也。

【六方】辛夷花一钱、皂角仁钱半（打）、紫苏梗二分、佩兰叶钱半、川郁金钱半、干小蓟二钱、冬瓜仁三钱、生谷芽二钱、嫩桑枝二钱、厚朴花钱半、小白茶饼三枚（煅）、芒果核一枚。

【效果】本病经过二月余，换方八九，寻即痊可。

译文

【病者】李君，三十岁，浙江嘉善枫池泾人，现任上海市党部文书。

【病状】咳嗽胸闷，咯痰不出，鼻塞不通，左脉细软，右脉浮弦，寸部尤大。

【诊断】气弱阴亏，风邪束肺，气虚兼燥，所以咯吐不易，咯吐不利则痰结，痰结则胸闷。

【疗法】通肺活气化痰，用药宜清宜轻。

【处方】细苏梗一钱半、嫩射干一钱半、甜桔梗二钱、炙枇杷叶一钱半、嫩前胡二钱、粉甘草三分、陈广皮五分、薄荷叶五分、鲜荷鼻两枚、冬瓜仁三钱。

【二诊】服药两剂后病情好转。

【二方】紫苏梗一钱半、甜葶苈一钱半、甜桔梗二钱、款冬花一钱半、嫩射干一钱半、皂角仁一钱半（打）、生甘草四分、旧法夏一钱半、炙枇杷叶二钱。

【三诊】近日患者因公事繁忙，操劳过度，以致睡眠不足。其脉象更浮弦，左较大，舌亦干。

【三方】广郁金一钱半、全瓜蒌二钱、款冬花一钱半、元胡索一钱半、鲜枇杷叶一片（去毛）、射干一钱半、硼砂一分（研细冲服）。

【四诊】脉象滑大，舌苔厚腻，应是燥痰壅盛所致。胸闷已缓，咳仍频多，夜有盗汗，肺气肝阴交亏，春升已甚，虚燥升动，故盗汗出。

【四方】浮小麦三钱、冬瓜子三钱、全瓜蒌二钱、冬桑叶二钱、甜桔梗二钱、皂角仁一钱半（打）、款冬花二钱、生甘草五分、鲜枇杷叶两片（去毛）、大白前一钱、旧陈皮六分（蜜水炙）、川郁金一钱。

【五诊】脉象弦大，但比前略减，舌涎滑，大便困难，治宜清燥顺气活痰。

【五方】紫苏梗一钱半、风化硝二钱半（研末后下）、甜桔梗二钱、小蓟三钱、桃仁泥一钱、生甘草五分、天葵子一钱、冬瓜仁二钱、川郁金一钱半、射干一钱半、甜葶苈一钱半、旧广皮七分（淡蜜水洗）、皂角刺三钱（糯米水洗）。

【六诊】舌苔白厚，前段时间肩膀胁肋牵拉作痛，大便困难，排便后痛减。在此温令，身体虚弱之人尤其容易感到不适。

【六方】辛夷花一钱、皂角仁一钱半（打）、紫苏梗二分、佩兰叶一钱半、川郁金一钱半、干小蓟二钱、冬瓜仁三钱、生谷芽二钱、嫩桑枝二钱、厚朴花一钱半、小白茶饼三枚（煅）、芒果核一枚。

【效果】患者经过两个多月治疗，更换八九条药方，方才痊愈。

按语

（1）辨证方面。

患者虽年仅三十岁，但因身体虚弱，感染风寒后出现咳嗽胸闷、咯痰不出、鼻塞不通、左脉细软、右脉浮弦、寸部尤大等症状，证属气弱阴亏，风邪束肺，气虚兼燥。据临床所见，年老或体弱之人外感风寒多见此证，应予重视。

（2）治疗方面。

治疗上需开宣肺气，理气化痰，用药宜清宜轻。所用药物，多则三钱，少则一分，用量甚轻，煎煮不宜过久，使其药性升浮走表。随后观其脉症，随证治之，经过两个多月治疗，更换八九条药方，方才痊愈。

（3）本案特色。

此案肺气阴两虚为本，外感风寒为标，即所谓虚人外感，治宜扶正祛邪，扶正不留邪，祛邪不伤正。刘蔚楚先生用药不离苏梗、射干、桔梗、枇杷叶、桑叶、瓜蒌等药，以轻清宣散为主，慎用补益，使邪去而正安。

（赖海标）

刘蔚楚治鼠疫医案

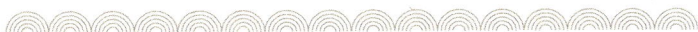

原文[①]

三十岁外到福建省亲，时鼠疫盛行，人多倒毙。陈花埭妻黄氏，两腋结核，旋即晕厥，以殓服卧底。幸能灌药，以王公清任血府逐瘀汤加减，另重用僵蚕、蝉蜕、皂角刺，煮水煎药，又研川麝香六分，分次开灌。至第六夜，核消，左足心涌泉穴起一小血泡，挑破血流即醒，大渴、有汗。用白虎汤，生石膏渐至斤余，加竹茹八两。月余乃瘳。

译文

我三十多岁时到福建探亲，恰好鼠疫流行，病死的人很多。陈花埭的妻子黄氏也不幸染上鼠疫，两腋下长出结核肿块，并很快出现昏迷症状，家属已用殓服垫在她身下，以准备后事。幸好还能灌药，方用王清任的血府逐瘀汤加减，另重用僵蚕、蝉蜕、皂角刺，煮水煎药，再用川麝香六分研末加入汤药中，分次灌服。到了第六天晚上，黄氏两腋下的结核终于消散，左足心的浮泉穴涌起一小血泡，挑破流血后，其终于苏醒，并感到口大渴，身有汗。改用白虎汤，重用生石膏，剂量逐渐用至一斤多，另加竹茹八两。治疗一个多月后，黄氏终于痊愈了。

按语

鼠疫是一种烈性传染病，主要通过鼠蚤传播鼠疫耶尔森菌，分为腺鼠疫、肺鼠疫、败血症型鼠疫等。感染鼠疫的主要表现为发病急剧，寒战、高热、剧烈头痛，有时出现中枢性呕吐、呼吸急促、心动过速、血压下降等症状。重症患者早期即可出现血压下降、意识不清、谵妄等症状。鼠疫传染性强，在我国属于法定甲类管理传染病。历史上，鼠疫是导致高死亡率的大流行病，14 世纪时被称为"黑死病"，曾在欧洲造成约 5 000 万人死亡。

---

① 改写自何廉臣编《全国名医验案类编·八大传染病案·鼠疫》。

本案先用王清任的血府逐瘀汤加减，虽然文中没有言明如何加减，从患者昏迷且加入麝香推测，很有可能是用通窍活血汤之意。通窍活血汤亦出自王清任，是以通窍为主的活血散结方。此方由赤芍、川芎、桃仁、红花、老葱、红枣、鲜姜、麝香等组成。方中桃仁、红花能活血通经，消除瘀滞，是血瘀证通用的基本药对，也是王清任在各活血化瘀方中的必用药。川芎辛温香窜，行气活血，为血中之气药；赤芍活血散瘀，行血中之瘀滞。此方最大的亮点是用麝香一药。麝香性味辛温馨香，能开诸窍，温通经络，兼以活血散瘀，尤其与桃仁、红花、赤芍、川芎等相配，能增强活血散瘀功效，所以王清任特别指出，"方中麝香最为要紧"。此外，加僵蚕、蝉蜕清宣透邪；皂角刺味辛性温，消肿排脓，祛风杀虫。患者两腋下的结核消散后，左足心的涌泉穴浮起一小血泡，挑破流血后其得以苏醒，这是邪从表出。患者苏醒后口大渴，身有汗，为阳明热证。改用白虎汤，重用生石膏，剂量逐渐用至一斤多，另加竹茹八两清热和胃，患者终于痊愈。从本案治疗用药可知，即使病重如鼠疫，中医治疗也应谨守辨证施治，做到"有是证，用是方"，方证相应，方随证出，才是正途。此外，每剂药生石膏用至一斤多，竹茹也多达八两，可谓治乱用重典，病重用猛药，否则即使对症，如果药轻效微，隔靴搔痒，也是无用的。

（赖海标）